María Isabel Pérez de Pio

Enseñanza de bioética en la globalización de la salud

María Isabel Pérez de Pio

Enseñanza de bioética en la globalización de la salud

Nuevo paradigma global de salud

Editorial Académica Española

Impressum / Aviso legal

Bibliografische Information der Deutschen Nationalbibliothek: Die Deutsche Nationalbibliothek verzeichnet diese Publikation in der Deutschen Nationalbibliografie; detaillierte bibliografische Daten sind im Internet über http://dnb.d-nb.de abrufbar.
Alle in diesem Buch genannten Marken und Produktnamen unterliegen warenzeichen-, marken- oder patentrechtlichem Schutz bzw. sind Warenzeichen oder eingetragene Warenzeichen der jeweiligen Inhaber. Die Wiedergabe von Marken, Produktnamen, Gebrauchsnamen, Handelsnamen, Warenbezeichnungen u.s.w. in diesem Werk berechtigt auch ohne besondere Kennzeichnung nicht zu der Annahme, dass solche Namen im Sinne der Warenzeichen- und Markenschutzgesetzgebung als frei zu betrachten wären und daher von jedermann benutzt werden dürften.

Información bibliográfica de la Deutsche Nationalbibliothek: La Deutsche Nationalbibliothek clasifica esta publicación en la Deutsche Nationalbibliografie; los datos bibliográficos detallados están disponibles en internet en http://dnb.d-nb.de.
Todos los nombres de marcas y nombres de productos mencionados en este libro están sujetos a la protección de marca comercial, marca registrada o patentes y son marcas comerciales o marcas comerciales registradas de sus respectivos propietarios. La reproducción en esta obra de nombres de marcas, nombres de productos, nombres comunes, nombres comerciales, descripciones de productos, etc., incluso sin una indicación particular, de ninguna manera debe interpretarse como que estos nombres pueden ser considerados sin limitaciones en materia de marcas y legislación de protección de marcas y, por lo tanto, ser utilizados por cualquier persona.

Coverbild / Imagen de portada: www.ingimage.com

Verlag / Editorial:
Editorial Académica Española
ist ein Imprint der / es una marca de
OmniScriptum GmbH & Co. KG
Heinrich-Böcking-Str. 6-8, 66121 Saarbrücken, Deutschland / Alemania
Email / Correo Electrónico: info@eae-publishing.com

Herstellung: siehe letzte Seite /
Publicado en: consulte la última página
ISBN: 978-3-659-09324-1

La enseñanza de la Bioética en la Globalización de la Salud

María Isabel Pérez de Pio

Biografía

Abogada. Asistente técnica de la Misión Permanente de la Santa Sede ante la OMS entre 1990 a 1995. Participación a la Conferencia Internacional de CIOMS sobre Ética e Investigación en Sujetos Humanos, Ginebra 1992. Colaboración con la Srta. Marguerite Peeters, periodista y Directora de estudios sociales del *Centre for the New Europe*, Bruselas, de 1990 a 1996. Delegada para América Latina de "SIDA Information Suisse." Miembro del Instituto de Bioética de la Academia Nacional de Ciencias Morales y Políticas, Argentina desde el 2005.

Autor

María Isabel Pérez de Pio

Categoria

Investigaciones éticas en la globalización de la salud

Palabras claves:

Crisis del Estado-Nación, Globalización, Nuevo Orden Mundial, Aumento de población puesto en causa, escasos recursos, cambio de paradigma ético, Nuevo Paradigma de la Salud OMS: Nueva Ética para Nuevo Humanismo, exclusión de la justicia y solidaridad, abandono del Juramento Hipocrático, eutanasia vista como positiva, enfermedades incurables y/o costosas en causa, atención primaria de salud selectiva, supervivencia infantil no prioritaria, violación a Derechos Humanos, prevención versus derechos humanos, reinterpretación de Salud Pública, discriminación, derecho de autonomía, dilemas en pandemia VIH/SIDA, confidencialidad asociada a

1

secreto, donación de sangre, homosexuales, mujeres y niños perjudicados, cambios en ética médica, ley de muerte digna.

Tabla de Materias

Antecedentes del Problema - Orígenes del Estado nación

El Estado-nación se ha conformado a través de un proceso histórico que se inició en Europa en la edad media y desembocó a mediados del siglo XX, en el modo de organización de la colectividad nacional que conocemos actualmente. [1] Para llegar al concepto y a las instituciones que sustentan este modo de organización, fue necesario disociar las funciones que cumple el Estado de las personas que ejercen el poder.

La conformación del estado moderno reconoce que el orden político trasciende a las personas de los gobernantes. Paralelamente se fue conformando el concepto de nación, entendido como colectividad regida por las mismas leyes, dirigida por el mismo gobierno y afirmando que no puede existir un gobierno legítimo fuera de las leyes de cada nación. La nación es soberana y única detentora de la legitimidad; la ley deber ser la expresión de la voluntad general y no puede existir gobierno legítimo fuera de la leyes de cada nación.

a) Crisis del Estado-nación

La crisis actual del Estado-nación es un fenómeno relativamente reciente, debido en gran medida a las perturbaciones económicas de los años setenta que se relacionan con la crisis del petróleo que llevó a una serie de transformaciones profundas en la economía mundial y a un cambio en el rol del Estado como proveedor de salud, educación y otros objetivos sociales. Todo ello desencadenó un proceso de paralización del Estado de Bienestar en el mundo occidental.

El segundo factor de crisis fue el desplome que se produjo en el campo socialista que trajo como consecuencia socavar las funciones que el Estado Tutelar había ejercido en esos países.

---

[1] Francois Ariel, Doctor en Derecho y Diplomado del Instituto de Estudios Políticos de París, Francia: *El crepúsculo del Estado nación. Una interpretación histórica en el contexto de la globalización.* www.unesco.org/shs/most. Acceso 17/1/2010

Es precisamente en este contexto de crisis del Estado de Bienestar en el Occidente y del Estado Tutelar en el Este cuando se intensifica la propuesta neoliberal en base a un proyecto global.

b) El proceso de globalización

Este proceso de globalización trajo como consecuencia una división entre *países del norte,* ricos e industrializados y los países del *sur* pobres y subdesarrollados. Estados Unidos, la Unión Europea y Japón por la importancia de sus intercambios, flujo de inversiones y significativas relaciones comerciales, se convirtieron en los tres polos de la llamada *triada.*

Una de las principales consecuencias de la transnacionalización de la producción y la liberalización de los flujos financieros ha sido la desvinculación de la actividad productiva con los territorios nacionales lo que produjo cambios en las esferas de empleo y la relación capital –trabajo. Es evidente el retroceso de la clase media y la clase obrera, acentuando las desigualdades que llevan a una convivencia cada vez más conflictiva entre marginados y privilegiados.

La desarticulación de las economías nacionales ha provocado el retroceso de los mecanismos de protección social socavando la legitimidad del Estado. Ello también afectó las bases del contrato político y social por el que cada individuo cedía al Estado parte de sus derechos los que podrían ser ejercidos colectivamente en beneficio del interés general.

c) Nuevo Orden Planetario

Mientras declina el Estado-nación y retroceden los estados soberanos, toma forma paulatinamente un *nuevo orden planetario.* Analizando el proceso de la globalización es posible ver que estas nuevas ideologías en base a un nuevo humanismo van a afectar directamente la vida humana. Los derechos del hombre y el respeto a la vida son reinterpretados. El Estado sigue tratando de ejercer sus funciones básicas, pero adaptándolas a las exigencias del *nuevo orden mundial.*

El Nuevo Orden Mundial y la Seguridad Demográfica [2]

El poder controlar la vida humana desde la concepción hasta la muerte es la máxima expresión del imperialismo integral. Para analizar la génesis de este imperialismo es necesario partir de la ideología de la seguridad nacional.

Desde el final de la guerra mundial en 1945, la diplomacia americana estuvo dominada por el tema de los dos bloques antagónicos, definido como la *guerra fría.* No obstante con motivo de la crisis del petróleo de los años 70, especialmente en círculos americanos, se empieza a percibir la importancia de otra división: *norte-sur.* Los países del tercer mundo reivindican un *Nuevo Orden Internacional.*

La amenaza que pesa sobre los países ricos proviene de los países pobres

Las multinacionales aparecen como mecanismo esencial del sistema global de dominación. Es necesario fomentar las desigualdades de retribución como factor de división para seguir dominando. Las multinacionales velarán sobre los mercados para frenar el desarrollo económico de las naciones satélites. La investigación científica debe limitarse para los países menos desarrollados y la alta tecnología se dará a conocer con parsimonia para evitar la competencia.

Nuevo Paradigma de la Salud de la OMS – Una Nueva Ética para un Nuevo Humanismo

Implicancias del derecho a la vida en relación con el derecho a la salud

---

[2] Schooyans M. Fuente: http://catholic.net/file/print.php?id – 541. 06/12/2009

Luego de la Segunda Guerra Mundial, y teniendo en cuenta la tragedia que había significado el nazismo, se puso en aplicación la *Declaración Universal de los Derechos Humanos del año 1948* que determinó que todos los seres humanos tienen la misma dignidad y gozan de los mismos derechos por la sola condición de pertenecer a la especie humana.

Esta igualdad significa que más allá de todo aquello que los distingue – origen, raza, religión, inteligencia o condición económica y social – todos los hombres tienen los mismos derechos por el solo hecho de ser hombres.

La claridad de conceptos expresada en esta Declaración está explicada en su Preámbulo que dice: *El desconocimiento y menosprecio de los Derechos del Hombre fueron los que posibilitaron que se pudieran realizar actos de barbarie que indignaron profundamente la conciencia de la humanidad,* haciendo referencia al nazismo.

La *Declaración Universal* señala también la importancia del contexto social e internacional que permite que todos los hombres puedan gozar efectivamente de sus derechos. Es por lo tanto indispensable tener en cuenta que el primer derecho del hombre es el derecho a la vida y a la integridad física que es el soporte de los demás derechos; sin este derecho todos los demás carecen de la posibilidad de ser ejercidos.

El derecho a la salud que permite preservar la vida, implica una acción concertada para permitir el acceso por igual a servicios de salud.

El derecho a la salud en la Constitución de la Organización Mundial de la Salud (OMS

La OMS creada ese mismo año 1948 adoptó una definición de salud acorde con los principios de la *Declaración Universal* que dice:

"La salud es un completo estado de bienestar físico, mental y social y no solo la ausencia de enfermedad o incapacidad".

"El lograr el mayor grado de salud que sea posible esperar constituye uno de los derechos fundamentales de todo ser humano cualquiera sea la raza, religión, opiniones políticas o su condición económica social".

Conferencia de Alma-Ata de 1978 sobre Atención Primaria de Salud

Debido a la necesidad de proporcionar un entorno socio-económico favorable para la salud, en el año 1978 la OMS y el Fondo Internacional de Naciones Unidas para la Infancia (UNICEF), se comprometieron mediante una Declaración a lograr *Salud Para Todos.*

En ella se expresa la urgente necesidad de proteger y promover la salud a nivel mundial en base a conocimientos científicos y socialmente aceptables.

Sería de básica importancia implementar un *Nuevo Orden Económico Internacional* que ayude a reducir las desigualdades entre países ricos y pobres en base a un desarrollo económico y social sostenible que proporcione una mejor calidad de vida lo que contribuirá a la paz mundial.

Nueva interpretación de la Declaración de Alma-Ata

Al año siguiente el Doctor Kenneth Warren, miembro de la Fundación Rockefeller[3] y luego el propio Presidente del Banco Mundial Robert McNamara, consideraron el proyecto de Alma-Ata como utópico e irrealizable y propusieron para el *ínterin* una *Atención Primaria de Salud Selectiva como alternativa para países en desarrollo.* Ella tendría por objeto *"atender un número limitado de enfermedades que beneficiaría a gran número de personas".*

---

[3] Walsh J, Warren K: Selective primary health care: an interim strategy for disease control in developing countries, *New England Journal of Medicine*, 1979, 301: 967-974.

Queda claro que la propuesta de una atención primaria de salud selectiva no tendría en cuenta la salud de todas las personas lo que violaba los principios de igualdad consagrados en la Declaración Universal de Derechos Humanos de 1948. Además la salud pública ya no cumpliría con su doble función de prevenir y curar las enfermedades. Es interesante destacar que estas propuestas iban a integrar los objetivos del *Nuevo Paradigma de Salud de la OMS*.

El aumento de población en los países pobres es puesto en causa.

Pese a todas estas evidencias y acorde con una visión pesimista del mundo, teóricos del desarrollo y algunos especialistas en demografía diseñaron un panorama mundial catastrófico – el exceso de población a nivel de los países pobres estaba amenazando la sobre-vida de la humanidad.

Planes del Club de Roma de los años 80.

Los Planes del Club de Roma de los años 80 son un buen ejemplo de esta visión. El Club de Roma presentó un mundo en peligro de desaparición amenazado por el crecimiento de la población mundial y propuso el control de natalidad para los países en desarrollo el que debía ser impuesto, si fuera necesario, de manera autoritaria.

El Club de Roma de los años 70 estaba formado por grupos financieros, científicos y funcionarios de importantes organismos internacionales. Entre los miembros del "*Club de Roma* "de esa época figura el Dr. Adeoye Lambo que era Subdirector de la OMS en la época en que el Dr. Halfdan Mahler era Director General de la Organización.

Las opciones políticas fueron:

1. Mundialismo.

2. Sociedad planificada.

3. Mantenimiento de un cierto *Statu quo.*

Como soluciones se propusieron:

- Creación de un "Nuevo Orden Internacional".
- Desarrollo de una "Democracia Socio-económica Planetaria.
- Creación de estructuras comunitarias como por ejemplo: una Europea y otra Latino-americana.
- Naciones Unidas debería cumplir un papel preponderante para ser impuesto globalmente.
- Reducir la diversidad ideológica ya que las religiones tradicionales eran una influencia nefasta para estos planes en base a un *Nuevo Humanismo.*
- En este "Nuevo Orden Mundial" los países deberían renunciar a su soberanía en relación con recursos no-renovables (petróleo, gas, agua).

En relación con estos planes se presentaron una serie de recomendaciones que fueron catalogadas como *granos de sabiduría.* Entre ellas se pueden mencionar las siguientes:

- Si bien la procreación es la expresión suprema del ser humano debe responder a una ética rigurosa, **nadie puede oponerse** a la elección destinada a interrumpir conscientemente la maternidad o prevenir embarazos si los objetivos son de evitar una vida de abyección y muertes por hambre o una guerra.
- En un mundo donde el fenómeno de la sobrepoblación crea problemas planetarios, las políticas demográficas nacionales **deben** ser compatibles con los intereses de la humanidad.
- La *calidad* de la población es más importante que la *cantidad.*
- El principio de soberanía territorial es uno de los mayores obstáculos para la paz. Por ello debe ser gradualmente limitado y reformado hasta llegar a su supresión.

- El *Nuevo Orden* a crearse debe ser *internacional* y en lo posible *global,* para poder establecer reglas coherentes sobre derechos y deberes de toda la comunidad mundial.

Estos planes fueron analizados desde un punto de vista crítico por el Profesor Philippe Braillard,[4,5] y considerados como una impostura ya que: No mencionan una equitativa distribución de la riqueza indispensable para la solución mundial del problema y proponen un control autoritario de la natalidad.

De acuerdo al Profesor Braillard más que servir a los intereses superiores de la humanidad propiciaban la toma del poder por una nueva elite que serviría a los intereses de las multinacionales de las que muchos de ellos eran miembros.

La trampa Demográfica del Dr. Maurice King[6]

En consonancia con las necesidades mundiales de limitar la población en los países pobres, la teoría de la *Trampa Demográfica* [7, 8, 9] del Dr. Maurice King influyó enormemente. De acuerdo al Dr. King un país está en la Trampa Demográfica cuando debe recurrir a otros ecosistemas o emigrar para procurarse recursos vitales, especialmente alimentos. La teoría de Malthus se debe considerar superada ya que si bien – nadie duda actualmente - que es posible alimentar a toda la población mundial ello llevaría a un progresivo agotamiento del ecosistema de los países

---

[4] Braillard Philippe. L'Imposture du Club de Rome, Presses Universitaires de France, 1982.
[5] Profesor a cargo de la Cátedra de la Teoría y Sociología de las Relaciones Internacionales del Instituto de Altos Estudios Internacionales de Ginebra y Lausanne (Suiza).
[6] Cirujano inglés que colaboró con la OMS en los años setenta implementando programas de cirugía simplificada en el Asia. En los años 80 y parte de los 90 dio conferencias en la Organización a profesionales de ciertos programas de la OMS más concernidos por el problema.
[7] King, Maurice. An anomaly in the paradigm. The department of Public Health Medicine, The University of Leeds, 1/1991.
[8] King, Maurice. Demographic entrapment. The Institute of Epidemiology and Health Services Research, The University of Leeds (Great Britain), 1993.
[9] King, Maurice y Elliot Charles. Legitimate double-think. The Lancet, 1993, Vol. 341, March 13, 669-672.

proveedores; *entendiendo por ecosistema al territorio en el que vive una comunidad humana.*[10] El Dr. King propuso que los países llamados por él - países en peligro o en la trampa demográfica[11] - deberían tomar ciertas medidas como:

a) Destinar el dinero de la ayuda humanitaria para solucionar el problema demográfico en lugar de destinarlo a disminuir la morbilidad y mortalidad infantil.

b) No atender las necesidades sanitarias de los menores de cinco años.[12]

c) Hacer aceptables los planes de control de natalidad.[13]

d) Una diferente escala de valores éticos a nivel profesional.

e) Los programas deberán ser sostenibles.[14]

El progreso de la Ciencia y la Medicina es puesto en causa.

De acuerdo al antropólogo francés Claude Levy Strauss uno de los teóricos de estos planes mundiales:[15] *La furiosa explosión demográfica que conoce nuestra especie (que califica como la bomba "D"), se debe al progreso de la medicina y al desarrollo económico que permitió mejorar las condiciones de vida de la población, ayudado por los grandes descubrimientos científicos y médicos. En el tercer mundo el dramático descenso de la mortalidad debido a las campañas de vacunación en gran escala, ayudas humanitarias de todo tipo y la instalación de dispensarios contribuyó a hacer vivir a los niños no solo una vida más larga sino mejor. Anteriormente una pareja debía tener 6 niños para que uno llegara a la*

---

[10] Esta teoría se asemeja peligrosamente a la del « espacio vital » del nazismo.
[11] Entre algunos de los países mencionados por el Dr. King como países en la trampa demográfica figuran : India, Bangladesh, Pakistán, Malawi, Gambia, Zanzíbar y Cuba.
[12] Según el Dr. King ello significaría un ahorro para esos países.
[13] La « Salud Reproductiva » está cumpliendo ampliamente con esta exigencia ya que es considerada como el derecho que tiene toda mujer.
[14] Los países no podrían disponer de recursos que no sean los propios del país. Toda ayuda exterior es desaconsejada.
[15] "Démographie – La bombe "D". Le Point", n° 1030, 13 juin 1992

edad adulta, actualmente la erradicación de gran parte de la mortalidad infantil no solo aumentó la población mundial sino que ha multiplicado el número de individuos aptos a procrear.

Una inquietante pregunta se presenta *¿Restringir los adelantos de la medicina y de la ciencia y propiciar una recesión económica a nivel de esos países solucionaría el problema mundial?*

1991 - Necesidad de un Nuevo Paradigma de la Salud OMS[16]

En el año 1991 el Director General de la OMS, Dr. Hiroshi Nakajima expuso a los delegados de los países miembros la necesidad de elaborar Un *Nuevo Paradigma*[17] *de la Salud.*[18] [19] el que consideraba indispensable para lograr *Salud para Todos en el año 2000.*

Para justificarlo hizo mención a dramáticos cambios en:

- Política a nivel mundial (ya no existían dos bloques antagónicos, el capitalismo había terminado por imponerse).

- *Problemas de carácter demográfico* y epidemiológico.

- Preocupante situación de los sistemas y condiciones sociales en casi todos los países.

- La crisis de la deuda en los países pobres.

En estos planes, centrados en disminución de la población a nivel de los países pobres, la iniciativa de supervivencia infantil no fue considerada prioridad. Cuando el Dr. Hiroshi Nakajima, presentó ante el Consejo Ejecutivo de 1991 la necesidad de un Nuevo Paradigma de Salud dijo: *La*

---

[16] OMS. Alocuciones del Director General Dr. Hiroshi Nakajima al Consejo Ejecutivo y a la Asamblea Mundial de la Salud. A44/DIV/4. Ginebra 1991

[17] Cambio de Paradigma en salud significa un *cambio total de la visión de la salud*. Ello requiere ser acompañado de un cambio en los principios y valores de nuestro mundo occidental y cristiano.

[18] Pérez de Pio. María Isabel. *Ecosystem versus Medicine,* publicado en: *Mut zur Ethik, Grundlagen legen für eine humane Zukunft.* XIV. Kongress vom 1. Bis 3.September 2006 in Feldkirch/Vorarlberg (Austria).

[19] *El Nuevo Paradigma de la Salud de la OMS*, publicación del Instituto de Ética Biomédica, Pontificia Universidad Católica Argentina "Santa María de los Buenos Aires. Agosto de 1998.

14

OMS está presionada a ser selectiva y concentrar los recursos en unas pocas actividades que prometan resultados ostensibles a bajo costo, ya que los recursos son limitados. Para justificarlo argumentó: *Poco sentido tendría para un niño sobrevivir a la poliomielitis un año para morir de paludismo al año siguiente o no poder tener un crecimiento que le permita llegar a ser un adulto sano y productivo.*

El Dr. Nakajima dijo además: *La salud debe estar ubicada en el centro el desarrollo y de calidad de vida.*[20]

A esos fines se propone implementar a nivel mundial un *desarrollo sostenible*: los países solo podrán atender sus necesidades sanitarias con recursos limitados, las donaciones están fuertemente desaconsejadas. La limitación de recursos para salud, privilegian una *atención primaria de salud selectiva* en base a elección de prioridades.

Sistemas de salud de acuerdo a la doctrina liberal

De acuerdo a la doctrina liberal los servicios curativos deberán someterse a las leyes del mercado y no son gratuitos. La salud pública a cargo del Estado se efectuará en base a:

- Utilidad del individuo.
- Programas de salud costo–beneficio o costo-efectividad.
- Se atenderán las enfermedades de acuerdo al principio costo-beneficio.
- La asistencia sanitaria como prerrogativa social puede solicitarse en virtud del principio de *beneficencia,* pero **no** puede exigirse al Estado o a los ciudadanos; estos derechos son denominados *derechos de obligación imperfecta.*

---

[20] El Dr. Nakajima dijo: "que los avances en las ciencias biomédicas capaces de prolongar la vida lo hacían a veces a costa de su *calidad;* ello puede presentar ciertos problemas éticos y contradicciones que habrá que considerar."

1992 Nuevo Paradigma de la Salud de la OMS

En enero de 1992 el Dr. Hiroshi Nakajima presentó formalmente el *Nuevo Paradigma de la Salud* [21] el que constituiría el *Nuevo Marco Orientador Sanitario* para la formulación de las políticas mundiales de salud. Este cambio de *Paradigma* fue puesto en aplicación mediante un compromiso político mundial de los más de 190 países que conforman la OMS [22]y sin que fuera tratado por la *Vía Parlamentaria* de los países. *La salud estaría ubicada en el centro el desarrollo y de calidad de vida.* [23]

Los países emergentes endeudados y presionados por los organismos de crédito internacional se comprometieron con estos planes en el *Consenso de Washington.*

El *Consenso de Washington* fue formulado originalmente por el economista inglés John Williamson en un documento de 1989. Aparte del Banco Mundial y el BID (Banco Interamericano de Desarrollo), conforman el *Consenso de Washington* altos ejecutivos del Gobierno de EEUU, las agencias económicas del mismo gobierno, el Comité de la Reserva Federal, el Fondo Monetario Internacional, miembros del Congreso interesados en temas latinoamericanos y grupos dedicados a la formulación de políticas económicas para cambios estructurales en América Latina.

El *Consenso de Washington* ha recibido gran cantidad de críticas. Quizás las más importantes sean las que le formulara *Joseph Stiglitz, Premio Nobel* de Economía 2001 y ex vicepresidente del Banco Mundial. Críticos de la liberalización como *Noam Chomsky* y *Naomi Klein*, ven en el Consenso de Washington un medio para abrir el mercado laboral de las economías del

---

[21] OMS. Alocuciones del Director General Dr. Hiroshi Nakajima al Consejo Ejecutivo y a la Asamblea Mundial de la Salud. A45/DIV/4. Ginebra 1992
[22] Cuba fue el único país que se manifestó en contra de este cambio y siguió aplicando la *Salud para Todos* de acuerdo a lo decidido en *Alma Ata*. Los buenos resultados de sus programas de salud, y con pocos recursos, han sido mundialmente reconocidos.
[23] El Dr. Nakajima dijo: "que los avances en las ciencias biomédicas capaces de prolongar la vida lo hacían a veces a costa de su *calidad;* ello puede presentar ciertos problemas éticos y contradicciones que habrá que considerar."

16

mundo subdesarrollado a la explotación por parte de compañías del primer mundo.

El Dr. Nakajima precisó que ese cambio era indispensable tanto desde un punto de vista socio-económico como político. Si bien ello no significaba que la salud estaba en manos de los políticos, pero sin duda éstos no percibían el problema de la misma manera que los profesionales de la salud. Los economistas del desarrollo y las instituciones de financiación hablaban únicamente de: *mitigar la pobreza y propiciar el desarrollo económico.*

Mitigar la pobreza en estos planes significa destinar la mayor parte de los recursos para el desarrollo económico en lugar de invertirlos en salud y educación.[24]

Los objetivos son:

Determinar y jerarquizar las medidas prioritarias para atender las necesidades básicas para el desarrollo y luego elegir y poner en práctica las que sean compatibles con los recursos a mano y que tengan probabilidades de éxito.

¿Qué significa un cambio de paradigma ético?

En nuestro mundo occidental y cristiano, las bases éticas sobre las que se apoyan nuestras instituciones, tienen en cuenta en primer lugar los principios que respetan la vida humana como valor fundamental.

Dicho cambio de paradigma va a afectar todos los órdenes de la sociedad con una modificación sustancial en las legislaciones, tanto a nivel internacional como de los países. Ello explica todas las reinterpretaciones a las que estamos asistiendo y que han creado una verdadera confusión

---

[24] El Dr. Nakajima dijo al respecto que todo ello estaba creando una cuestión de ética fundamental ya que las enfermedades serían más difíciles de curar pues no se combatiría la raíz del problema.

17

terminológica. Si bien los términos son los mismos su significación es a veces completamente diferente. [25]

Qué implican los objetivos del Nuevo Paradigma de la Salud:

1. **Medidas prioritarias para atender necesidades básicas para el desarrollo.** Ello está haciendo mención a la clase activa que es la que rinde beneficios a la economía.

2. **Poner en práctica las que sean compatibles con los recursos a mano.** Para asegurar la sostenibilidad de los programas las donaciones son desaconsejadas[26] y la ayuda a los países se canalizará a través de los préstamos del Fondo Monetario Internacional, (FMI) y el Banco Mundial que deben ser pagados por los países a un alto costo.

3. **Que tengan probabilidades de éxito.** Las enfermedades incurables o crónicas muy costosas pueden no ser atendidas.

Nuevo Paradigma de la Salud – Exclusión de justicia y solidaridad

1. **Se pone en aplicación un doble estándar de normas sanitarias.** Ello implica dar recomendaciones diferentes según se trate de países desarrollados, o de altos ingresos, o de países en desarrollo, o de bajos o medianos ingresos. En los países de altos ingresos las recomendaciones se dan de acuerdo a lo que la ciencia aconseja como más seguro. En cambio para los países de bajos ingresos, lo que se tiene principalmente

---

[25] Por ello no corresponde hablar de cambios de paradigmas, sino de *cambio de paradigma ético* que modificó las bases éticas de nuestras instituciones lo que está llevando a esa modificación sustancial de las legislaciones.

[26] Durante el 91 Consejo Ejecutivo del 18 de enero de 1993 el Director Regional de la OMS para el África Dr. Monekosso, hizo alusión a la difícil situación que había en la región, especialmente debido al SIDA con sus graves consecuencias para la salud y la economía, agregando como muy preocupante que ciertos indicios mostraban que *los donantes estaban desertando el África.*

en cuenta es la disponibilidad de recursos; debido a ello muchos de los riesgos en salud quedan librados al azar.

2. **Cambio en el concepto de Salud Pública.** Lo que interesa no es la salud de las personas sino la utilidad que el individuo presta al organismo social. Grupos enteros de personas pueden quedar excluidos de servicios de salud lo que implica que la Salud Pública ya no cumplirá fehacientemente con su función tanto preventiva como curativa lo que favorece un aumento importante de la morbilidad y mortalidad.

3. **Abandono del Juramento Hipocrático.** Por un Documento del Consejo Ejecutivo del mes de enero de 1996, se abandona el Juramento Hipocrático ya que se considera que: *Principios como los establecidos en el Juramento Hipocrático, que se concibieron para que rigieran las relaciones entre el médico y su paciente, hoy día ya no tienen razón de ser ya que la ética sanitaria atañe a las relaciones entre el sector de la salud y la sociedad.*[27]

4. **Cambio en los valores éticos a nivel profesional.** En estos planes el primer valor protegido es la urgente necesidad de limitar la población mundial, especialmente en los países pobres.

5. **La eutanasia es vista como positiva,**[28] para el paciente, sus familiares y muy especialmente para la economía.

6. **Los programas deben ser sostenibles o sustentables,** los recursos son muchas veces fijados por los organismos de crédito internacional sin tener en cuenta las necesidades sanitarias de toda la población.

7. *Necesidad de una Nueva Ética Planetaria permisiva de estos cambios de valores.*

---

[27] OMS. Documento EB 97/16.
[28] Entrevista de la periodista Marguerite Peeters al Dr. Hiroshi Nakajima, Ginebra, Suiza, 1996

Parlamento de las Religiones del Mundo

Para cumplir con las exigencias de una nueva Ética Planetaria el *Parlamento de las Religiones del Mundo* se reúne en la ciudad de Chicago, EEUU, en el mes de setiembre de 1993 presentando un *"Manifiesto por Una Ética Planetaria"* [29] verdadero *"Decálogo de la Nueva Era"*.

Principales problemas a considerar

* Mundo en agonía.
* El planeta tierra está llegando al límite de sus posibilidades.
* Abuso del ecosistema.
* Variedades de animales y vegetales a punto de extinción.
* Preocupante aumento de la población mundial que requerirá agua y alimentos en cantidades que alterarían el equilibrio del cosmos.
* Agresiones cometidas en nombre de las religiones.
* Constatación de que las religiones tradicionales no están en condiciones de solucionar los problemas ecológicos, políticos y sociales del planeta.
* El concepto de *soberanía de los Estados es un obstáculo para solucionar los problemas mundiales.* Por ello no pueden sustraerse a la autoridad mundial en ciertos casos.[30]

Este nuevo paradigma ético reemplazó los principios cristianos por otros de orientación panteísta en los que la prioridad es la defensa del medio-ambiente [31] puesto en riesgo por el crecimiento desmedido de la población en los países pobres.

---

[29] Kung H, Kuschel K. Manifeste pour une éthique planétaire. Parlement des Religions de Monde. Paris : Les Éditions du Cerf, 1995.

[30] Este mismo argumento figura en los Planes del Club de Roma de los años 60.

[31] Ello no significa desconocer el problema del ecosistema, pero se debe respetar la vida humana. Además los mayores destructores del medio-ambiente no son los países pobres.

Orientaciones Ideológicas del Nuevo Paradigma de Salud de la OMS

Curiosamente el Dr. Nakajima dijo que el modelo de *"paradigma* "elegido correspondía al introducido por el filósofo Thomas Kuhn en su libro *Structure des révolutions scientifiques.*[32] Al respecto agregó: *"No deja de ser interesante que este cambio de paradigma no se limita solamente al sector de la salud, sino que está teniendo lugar en toda la sociedad,*[33] *pues depende de las repercusiones políticas, de los cambios en la situación económica y en las relaciones internacionales. Llámenlo transición, mutación, crisis de cambio, reforma, reestructuración o como mejor les parezca"*

Dilemas éticos del Nuevo Paradigma de la Salud

En una entrevista[34] al Dr.Hiroshi Nakajima en relación con el tema de la ética dijo: que en efecto ésa sería la discusión del futuro ya que*: la Ética Monoteísta existente no podría aplicarse pues no era posible volver a escribir la Biblia o el Corán; tal vez sería posible volver a escribir el Juramento Hipocrático, pero que sin duda todo ello iba a crear un dilema*[35]

En el año 1995 el Dr. Nakajima alertó a que las iniquidades en salud eran una bomba de tiempo.[36]

---

[33] Dicho por el Dr. Hiroshi. Nakajima, Director General de la OMS, en sus alocuciones al Consejo Ejecutivo y a la Asamblea Mundial de la Salud en 1992.

[34] Marguerite Peeters, Ginebra, Suiza, 1996

[35] Sin duda lo que molesta de estas religiones es la defensa de la vida humana que ellas hacen en primer lugar.

[36] WHO Director -General Warns of "Time Bomb" in Global Health Inequities. 95 Session of WHO Executive Board Opens en Geneva. Press Release WHO/3. 16 January 1995.

Del Nuevo Paradigma de la Salud al Nuevo Universalismo

En la Asamblea Mundial de la Salud de 1999 la OMS presentó el *nuevo universalismo*[37] que reafirmó el concepto de la salud introducido por el *nuevo paradigma*:

*La OMS urge cobertura para todos **pero no para todo.***

Implementación de servicios de salud *costo-beneficio.*

Importante cambio en la Declaración del Alma-Ata proponiendo estrategias más realistas: *Elección de prioridades de acuerdo a recursos.*

Curiosamente la propia Directora General de la OMS Dra. Gro Harlem Brundtland en esa oportunidad advirtió: *Nuestro valores no pueden aceptar métodos condicionados por las leyes del mercado, que consisten en reservar los servicios de salud para quienes tienen medios de sufragarlos.*

Nuevos modelos de asociación para la salud

A los fines de ayudar a los países en la elección de prioridades la OMS creo "Nuevos Modelos de Asociación" con UNICEF, el Banco Mundial y la Fundación Rockefeller.

Para tomar decisiones en materia de prioridades en salud e investigación la OMS se servirá de indicadores nuevos propuestos por el Banco Mundial:

AVAD Años de vida ajustados según la discapacidad. Mide los años de vida plena que pierde una persona por invalidez o muerte prematura.

GMC Carga de morbilidad global. En los países pobres existe actualmente una alta carga de morbilidad global, agravado por el sistema de elección de prioridades. Muchas personas jóvenes sufren de incapacidades o mueren prematuramente.

---

[37] Brown Phyllida. Who urges "coverage for all, not coverage of everything" British Medical Journal 1999; 318:1305 (15 May).

Estos indicadores no tienen por objeto proporcionar una mejor calidad de vida sino orientar las inversiones en salud hacia aquellos individuos útiles para el sistema.

Este *"nuevo paradigma"* es el complemento necesario para que funcionen ciertos modelos económicos implementados a nivel de los países excluidos del desarrollo.

Consecuencias para la salud por cambio de paradigma

Una de las características más preocupantes de estas estrategias mundiales consiste en manipular la información y los conocimientos científicos a los fines de hacer aceptables ciertas recomendaciones que convienen a sus planes.

La adopción de este nuevo paradigma significó una violación a los principios establecidos en la Declaración Universal de 1948, ya que este sistema de elección de prioridades en salud establece diferencias entre los seres humanos. Ello significó también dejar de lado importantes compromisos asumidos por la OMS y la UNICEF en la Declaración de Alma-Ata.

¿Cuál es la situación de los médicos en relación con estas exigencias? ¿Cómo se calificaría desde el punto de vista de la praxis médica el no tratar a un paciente en cumplimiento del costo beneficio? [38]¿Qué información le da el médico a su paciente en estos casos? ¿Cuántos pacientes desahuciados lo son *no* en razón de su enfermedad sino por la exigencia costo-beneficio? ¿Es admisible la eutanasia pasiva en razón del costo-beneficio?

Este punto es de fundamental importancia en relación con la reciente *Ley de Muerte Digna* de Argentina. El problema que se presenta en esta Ley es

---

[38] Actualmente ya no se suele hablar de pacientes sino de clientes.

que el que decide cuando un paciente está en estado terminal, es el médico. ¿Qué confianza se puede tener en un profesional médico que puede tomar las decisiones teniendo en cuenta valores económicos en lugar de la vida humana?

Diferencias entre igualdad y equidad

En la tradición filosófica, política y jurídica occidental la igualdad es un concepto técnicamente bien definido. Igualdad no significa identidad; ello quiere decir que aunque todos los seres humanos son diferentes todos tienen derecho a la misma dignidad.

La igualdad es uno de los pilares del Estado de Derecho.

En las nuevas orientaciones mundiales la igualdad está siendo remplazada por la equidad. *La equidad es un concepto que carece de fuerza moral ya que no reconoce como previa la igualdad de todos los hombres.*

La equidad de acuerdo a este nuevo paradigma no consiste en dar a cada uno según sus necesidades sino a quién sea más útil al sistema.

De acuerdo a ello *la equidad con la que se maneja el Nuevo Paradigma de la Salud es totalmente compatible con la discriminación;* ello está llevando a la situación que se vivió en el apogeo del nazismo.

Incluso se estarían violando varios artículos del Código de Ética para el Equipo de Salud en relación con las responsabilidades del médico. También estarían en cuestión principios de la Bioética como el de no-maleficencia, obligación de no hacer el mal y el de justicia, obligación de no discriminar.

Nueva interpretación del concepto de desarrollo sostenible o sustentable

Mientras que la *Declaración de Alma-Ata* decía: La atención y promoción de la salud de toda la población es necesaria para lograr a nivel mundial un desarrollo económico y social sostenible:

Actualmente se sugiere *ajustar el número de usuarios de servicios de salud a los recursos y no aumentar los recursos para atender a todos los pacientes.*

Para que los objetivos de este *nuevo paradigma* comiencen a ser puestos en aplicación es necesario que los recursos disminuyan. Es por ello que la crisis financiera actual ha servido para poner en aplicación los objetivos del *Nuevo Paradigma* a nivel de los países de *altos ingresos;* cada vez más a menudo se informa a nivel de estos países sobre *recortes* en los planes de salud. [39]

Estos planes económicos mundiales no solo no mejoraron la situación económica de la población, como se prometía, sino que llevaron a una crisis financiera en muchos países, sin precedentes desde la segunda guerra mundial. Pero lo que es peor, causaron un verdadero desastre humanitario.

Confusión entre derechos humanos, salud pública y discriminación.

En el ámbito de la salud existe actualmente una verdadera confusión entre lo que significan los derechos humanos, salud pública y discriminación. Como consecuencia de ello el personal de salud se encuentra confrontado a graves problemas para poder cumplir fehacientemente con su tarea de prevenir enfermedades como el VIH/SIDA. Ello también implica que la esfera de acción del médico sea cada vez más restringida.

---

[39] En relación con SIDA, en EEUU, muchos estados tienen lista de espera para tratar a los pacientes y el Fondo Global que proporciona recursos para atender enfermedades como SIDA, Malaria y TB, cuenta cada vez con menos recursos.

Para poder comprender mejor el problema es necesario saber cuál es el verdadero significado y alcance de estos términos así como también tener en cuenta que estos problemas se agravaron por el cambio de paradigma ético a nivel de la Organización Mundial de la Salud, OMS, en el año1992.

Declaración Universal de Derechos Humanos de 1948

La Declaración Universal de Derechos Humanos (1948)[40] en su art. 2° dice: *Toda persona tiene los derechos y libertades proclamados en esta Declaración sin distinción alguna de raza, color, sexo, idioma, religión, opinión política o de cualquier otra índole, origen nacional o social, posición económica, nacimiento o cualquier condición".* Ello significa que todos los seres humanos tienen los mismos derechos por la sola condición de pertenecer a la especie humana.

Exigencia de Justicia para toda persona.

Los derechos humanos son exigencias elementales que puede plantear cualquier ser humano para que se le reconozca como persona.

Al presentar estas exigencias y al reconocerlas como derechos básicos, estamos expresando que toda persona es digna del máximo respeto y consideración.

Características de los Derechos Humanos

Los derechos humanos expresan las condiciones más básicas que se deben cumplir para que cualquier ser humano pueda desarrollarse y llevar una vida digna de persona. Por ser tan necesarios para toda persona se dice que son:

Universales. Se deben reconocer a todos los seres humanos, sin excluir a nadie. Todo ser humano ha de ser tratado como un semejante, como un igual, como alguien que tiene la misma dignidad que cualquier otro.

---

[40] Proclamada por la resolución 217-A (III) de la Asamblea General de Naciones Unidas el 10 de diciembre de 1948.

Aunque de hecho no se ha logrado todavía la realización completa de los derechos fundamentales de todos, eso no significa que estos derechos no sean universales, porque ya es universal la exigencia de reconocerlos.

Preferentes. Al entrar en conflicto con otros derechos, los derechos humanos tienen preferencia, deben ser protegidos de una manera prioritaria.

Imprescriptibles. Los derechos humanos no se pueden perder, no caducan, no prescriben, sino que tienen vigencia para todos en todo momento. Pero eso no significa que no tengan límite, porque a menudo es necesario poner límites a unos derechos para poder disfrutar de otros. Por ejemplo la libertad de expresión ha de compaginarse con el derecho a la intimidad y a la buena reputación.

Inalienables. Los derechos humanos no se pueden alienar, no se pueden ceder o traspasar a otras personas. Por ejemplo, mi derecho al voto es el mío, y tu derecho al voto es el tuyo, y si yo no hago uso de mi derecho, eso no significa que tú puedas votar dos veces. No tiene sentido que una persona sea privada por completo de un derecho básico con la excusa de que se lo ha cedido a otra persona, porque todos tenemos los mismos derechos básicos y no es posible cederlos a nadie.

Indivisibles. Interdependientes, innegociables. Todos los derechos humanos son igualmente importantes, puesto que se complementan entre si. Por eso no es correcto negar por completo la protección de algunos con la excusa de satisfacer otros.

Cuando se viola cualquier derecho humano, sea el que sea, se está atentando contra la dignidad de las personas.

En resumen, los derechos humanos son las exigencias morales más básicas que deben ser satisfechas para mostrar el debido respeto a la dignidad de las personas, y si no se cumplen, no se puede construir una sociedad justa, ni un Estado realmente democrático, ni un mundo en paz y concordia.

Finalidad de la salud pública

La salud pública, apoyada en los principios de la epidemiología, tiene una doble finalidad: de prevención, para un control efectivo de las enfermedades infecciosas, incluidas las de transmisión sexual, y de curación mediante la prestación de servicios de salud. Sus objetivos secundarios tendrían por objeto aminorar las consecuencias de la enfermedad, garantizando a cada individuo la mejor atención sanitaria posible.

Discriminación

La acción de discriminar desde el punto de vista social, significa dar trato de inferioridad a una persona o colectividad por motivos raciales, religiosos, políticos o de otra índole. El derecho a no ser discriminado está directamente relacionado con la *Declaración Universal de Derechos Humanos de 1948* que hace referencia a los iguales derechos de todos los seres humanos.

Definición de salud de la OMS

La Constitución de la OMS 1946[41] fue coincidente con los principios de la Declaración de 1948 al hacer referencia a la salud como: *Uno de los derechos fundamentales de todo ser humano cualquiera sea su raza, religión, opinión política o condición económica social.* De acuerdo a ello el derecho a la salud implica una acción concertada para permitir el acceso por igual de todos los individuos a los servicios de salud.

---

[41] Firmada por los representantes de 61 estados el 22 de julio de 1946.

Limitaciones a los derechos humanos asegura su universalidad

Actualmente el moderno concepto de la bioética indica el respeto por la libertad individual del paciente y su autonomía para decidir. No obstante es necesario tener en cuenta que estos derechos no son ilimitados, como sería en el caso de una enfermedad infecto-contagiosa que ponga en peligro la salud y por ende la vida de terceros. Por lo tanto el ejercicio de la autonomía, como derecho a tomar libremente determinadas decisiones, está limitado por los iguales derechos de los demás.

La Declaración Universal de Derechos Humanos de 1948, en su art. 29 dice: *Toda persona tiene deberes respecto a la comunidad puesto que solo en ella puede desarrollar libre y plenamente su personalidad. En el ejercicio de sus derechos y en el disfrute de sus libertades, toda persona estará solamente sujeta a las limitaciones establecidas por la ley, con el único fin de asegurar el reconocimiento y respeto de los derechos y libertades de los demás, y de satisfacer las justas exigencias de la moral, del orden público y del bienestar general en una sociedad democrática.*

La Convención Americana sobre Derechos Humanos, Pacto de San José de Costa Rica[42] en su art, 4° dice: *Toda persona tiene derecho a que se respete su vida.* El art. 32 punto 2 amplía el concepto diciendo: *Los derechos de cada persona están limitados por los derechos de los demás, por la seguridad de todos y por las justas exigencias del bien común, en una sociedad democrática.*

La constitución Argentina en su art. 19 dice: *Las acciones privadas de los hombres que de ningún modo ofendan al orden y a la moral pública, ni perjudiquen a un tercero, están solo reservadas a Dios, y exentas de las autoridad de los magistrados.*

---

[42] Firmada en la ciudad de San José , Costa Rica, el 22 de noviembre de 1969. Entrada en vigor:18/7/78

Dilemas Éticos, Jurídicos y Científicos en la Pandemia del VIH/SIDA

Sin duda una de las enfermedades que se han visto más perjudicadas por estos planes mundiales es el VIH/SIDA debido especialmente a ser una enfermedad aún sin cura y muy costosos sus tratamientos.

Un artículo publicado en el año 1991 en la Revista Científica New England Journal of Medecine[43] hizo mención a que luego de los primeros diez años de la epidemia del SIDA, y por la insistencia del vocero de la comunidad homosexual[44], los defensores de los derechos humanos, algunos médicos y funcionarios de salud pública, se comenzó a elaborar una política sanitaria por la que se colocaba la libertad del individuo por encima de la responsabilidad ante terceros; ello implicaba conceder al SIDA un estatus particular. Debido a ello los conocimientos en epidemiología, gracias a los cuales la mayor parte de las epidemias han podido ser erradicadas o controladas, no han sido aplicados en la pandemia del SIDA y las leyes que regulan los problemas causados por epidemias muchas veces fueron ignoradas.

Confidencialidad asociada al secreto

Dicha política también fue propiciada por los donantes del primer Programa Mundial del SIDA quienes exigieron que se mantuviera a nivel mundial el concepto de la *confidencialidad asociada al secreto.* Debido a ello el profesional tratante necesita el consentimiento previo del paciente para determinar las medidas de diagnóstico adecuadas; si el paciente es positivo al VIH y se niega a que ello sea informado a sus contactos, el

---

[43] Bayer Ronald: Public health policy and the AIDS epidemic. An end to HIV exceptionalism. New England J. Med., 324: 1500-1504, 1991.
[44] Los grupos homosexuales se habían sentido especialmente concernidos por el problema del VIH/SIDA en los primeros años.

médico tampoco puede comunicarlo a personas en peligro de contagio. Curiosamente las razones que se dieron desde la OMS[45] para avalar esta política es que el VIH/SIDA es una enfermedad incurable[46]; por ello permitir al paciente guardar secreto es la mejor manera de protegerlo de la discriminación. Este argumento es violatorio de los derechos humanos que son los derechos de todas las personas y de los principios de salud pública sobre prevención y tratamiento de las enfermedades infecciosas. Además presenta la paradoja de permitir discriminar para evitar ser discriminado.

Esta política sanitaria a terminado por minimizar o desconocer el riesgo individual de contagio y la extensión de la epidemia, bajo el argumento de evitar a todo precio una eventual discriminación de los portadores del VIH.

La Asociación Suiza, *SIDA Information Suisse[47]*, (SIS), fundada en 1989 ha tenido por objetivo principal luchar para que la epidemia del VIH/SIDA sea considerada fundamentalmente como toda otra enfermedad infecciosa o sexualmente transmitida. No existe ninguna razón valedera, médica o de otra índole para concederle al VIH/SIDA un estatus particular renunciando a los principios reconocidos de salud pública que se aplican a las enfermedades infecciosas incurables y transmitidas sexualmente.

El VIH/SIDA es una enfermedad de la que se pudo saber mucho en poco tiempo. Se conoce muy bien que es una enfermedad infecciosa y de transmisión sexual en cerca del 80% de los casos. Cómo debe ser la prevención, cuáles son los comportamientos de alto riesgo que se deben evitar y cuál es la fiabilidad de los métodos de prevención que se proponen. El VIH/SIDA es una enfermedad aún sin cura, ni posibilidad de lograr una

---

[45] Sostenido en los años 80 por el Dr. Jonathan Mann, Director del Primer Programa Mundial del SIDA a nivel de la OMS.
[46] Este argumento carece de racionalidad pues la razón principal para no conceder un estatus particular al VIH/SIDA se debe a que es una enfermedad infecciosa de transmisión sexual en un 80% de los casos; el que sea incurable no justifica dicho estatus particular.
[47] Federación de médicos suizos que lucha por una verdadera prevención del VIH/SIDA y que ha sido reconocida a nivel del ECOSOC (Consejo Económico y Social de Naciones Unidas del que depende el Programa Mundial del SIDA), por su importante trabajo en prevención.

vacuna, debido especialmente a la variabilidad genética del virus que muta continuamente. Pese a todo lo que se conoce sobre la enfermedad esta pandemia continúa avanzando, y las perspectivas no son alentadoras. Las últimas estadísticas[48] dan cuenta que a nivel mundial hay 35,5 millones de personas infectadas, de los cuales 2,1 millones son adolescentes (de 10 a 19 años). Se estima que el en 2012, unos 2,3 millones de personas contrajeron la infección y que han muerto 36 millones de personas; solo en ese año 2012 murieron 1,6 millones. Se calcula que 3,34 millones de niños sufren la infección por el VIH. La mayoría de esos niños vive en el África Subsahariana y contrajo la infección a través de su madre durante el embarazo, el parto o por lactancia materna; cada día más de 700 niños contraen la infección pese a que este contagio de la madre al niño es totalmente evitable. Además el VIH es el principal factor de riesgo de tuberculosis activa. En el 2012 fallecieron por tuberculosis más de 320.000 personas infectadas por el VIH y ello supone una cuarta parte del total de 1,6 millones de muertes causadas por el SIDA ese año. Además hay que tener en cuenta que las estadísticas no dan un panorama completo del problema pues hay gran cantidad de personas infectadas que no lo saben y contagian. Es de crucial importancia revisar todas las estrategias para ver donde están fallando.

Se pueden señalar importantes violaciones a los derechos humanos en relación con los grupos más vulnerables que son los homosexuales, las mujeres y los niños. Además el evidente abandono de las normas de salud pública sobre prevención favoreció el avance de la Pandemia.

---

[48] OMS Estadísticas sobre VIH/SIDA 2014.

1992 Acuerdo Consensual OMS/UNICEF sobre lactancia materna y VIH/SIDA

Pronto pudieron apreciarse las consecuencias que este cambio de paradigma estaba produciendo en relación con la salud y la infección por el VIH/SIDA. Un Acuerdo Consensual OMS/UNICEF [49] del año 1992 recomendó a las mujeres seropositivas de los países pobres amamantar a sus hijos. Según informó el ONUSIDA ya en el año 1999 en el África Subsahariana la cifra acumulativa de muertes ocasionadas por la transmisión vertical del VIH era de más de 4 millones de menores de 15 años; se calcula que un tercio de esas muertes se debe a lactancia materna.

El argumento utilizado para aconsejar a las madres seropositivas que amamantaran a sus hijos fue que en las zonas donde existía una alta incidencia de enfermedades de la infancia suspender la lactancia materna era más peligroso que la posibilidad de una infección por el VIH; teniendo en cuenta el importante valor nutricional e inmunológico de la leche materna.

Esta argumentación no tuvo en cuenta que en los países como los del África Subsahariana donde la prevalencia por el VIH es muy alta, cerca del 40% de las mujeres sufren de desnutrición grave. En estos casos el valor nutricional e inmunológico de la leche materna es mucho menor y la posibilidad de una infección por el VIH es muy alta ya que la acidez gástrica del estómago de un lactante no es suficiente para matar el virus del VIH como ocurre en niños mayores y adultos.[50]

En una reveladora entrevista realizada por la periodista M. Peeters de Bruselas, Bélgica (comunicación personal, 1996), el Dr. Mark Belsey, que

---

[49] OMS/UNICEF. Declaración Consensual con motivo de la Consultación OMS/UNICEF sobre la transmisión del HIV y Lactancia Materna. Documento WHO/GPA/92.1. (1992)
[50] Dicho por el Dr. Claude Griscelli, Profesor de Pediatría y Genética del Hospital Necker de París, Francia, en una entrevista titulada: "Priorité: proteger les femmes", realizada por la Revista SIDALERTA del 31 de febrero de 1994, Paris, Francia.

33

había sido Jefe del Programa de Salud Materno Infantil de la OMS dijo: *"La promoción de la lactancia materna aún en el caso de una infección por el VIH es un ejemplo de algunas de las interpretaciones del Nuevo Paradigma de la Salud de la OMS. La limitación de recursos debe verse como un parámetro ético".* Es así como las madres de los países pobres se ven obligadas a elegir entre dejar morir de hambre a sus hijos o exponerse a contagiarlos por el VIH. Debido a recomendaciones de este tipo los problemas sanitarios como el VIH/SIDA no han dejado de aumentar como las estadísticas lo muestran.

Se debe precisar que el problema a nivel de los países no es solo una cuestión de recursos sino también de falta de decisión política ya que países como Cuba, con una situación económica muy difícil, han podido lograr estándares de salud muy buenos como es el caso de la transmisión vertical. En cambio Argentina con una economía descripta como exitosa está lejos de haber solucionado ese problema.

Curiosamente para no aconsejar los sucedáneos de la leche materna en los países pobres se suele también utilizar el argumento ecológico. En un estudio realizado en África [51] sobre la calidad del agua en la preparación de sucedáneos de la leche materna, luego de reconocer que era posible obtener agua de buena calidad se dijo que, si bien una alternativa para las madres sería hervir el agua para preparar la fórmula, sin embargo ello significaría, un *procedimiento costoso, que llevaría tiempo y destruiría el ambiente.* [52]

¿Cómo debe ser la prevención del VIH/SIDA?

En primer lugar es necesario:

---

[51] Dunne E. et al. « Is Drinking Water in Abidjan, Cote d'ivoire, Safe for Infant Formula ? Journal of Acquired Immune Deficiency Syndromes (12.01.01) Vol. 28 :P 393-398.
[52] No es la primera vez que se menciona en relación con este tema que *los árboles que se deben de cortar para hacer fuego y los envases de los sucedáneos de la leche* perjudican el medio-ambiente.

- Proteger a las personas no infectadas.
- Identificar a las que lo están: el test de detección del VIH o de detección de anticuerpos anti VIH son los instrumentos decisivos de diagnóstico.
- El paciente debe de conocer cuáles son los riesgos de contagio y cómo se los puede prevenir. Además se debe reforzar el sentido de responsabilidad para que las personas se abstengan de comportamientos de riesgo lo que es de fundamental importancia para poder detener el avance de la pandemia.

La infección por el VIH es por el momento incurable y no se dispone de una vacuna para prevenirla. Desde que la persona se infecta hasta que se enferma con alguna de las llamadas enfermedades oportunistas del SIDA, pueden pasar más de diez años durante los cuales, y pese a no tener ningún síntoma de enfermedad, puede infectar a los demás. .El test de detección del VIH va a permitir hacer un buen diagnóstico, lo que es esencial para poder luchar a nivel individual y social contra esta grave enfermedad infecto - contagiosa.

Por ello la prevención debe hacerse en dos niveles:

a) **Primero,** una eficaz prevención individual que posibilite tratar al enfermo de

SIDA, para lo cual cada uno debe saber si está infectado por el VIH. La población deberá tener una información franca, completa y fundada científicamente. Se deben dar a conocer cuáles son los riesgos de contagio, cuál es la prevención más adecuada y qué limitaciones tienen los métodos propuestos como prevención. Además el individuo debe estar consciente de sus derechos y obligaciones con respecto a la sociedad.

b) **Segundo,** Adoptar las medidas profilácticas necesarias para proteger a toda la población ya que las enfermedades infecciosas no pueden ser combatidas solamente adoptando medidas individuales sino que es indispensable aplicar los conocimientos de la epidemiología. Para luchar eficazmente contra una enfermedad infecciosa epidémica es necesario que toda la población tome conciencia que lo más importante es evitar nuevos contagios. Las medidas más adecuadas para una prevención eficaz son:

- La detección de rutina.
- La notificación obligatoria de las personas infectadas.
- Aplicación de leyes que regulan los problemas causados por las epidemias.

También es necesario tomar en cuenta la posibilidad de infección en el medio hospitalario a los fines de proteger a todos los pacientes y al personal de salud.

Científicamente se conoce que es recomendable para la sociedad y para el propio seropositivo el conocer cuanto antes su estado infeccioso. Las razones por las que un seropositivo debe conocer su estado infeccioso por el VIH, se relaciona con los beneficios del tratamiento antirretroviral. Cuanto más precoz es el tratamiento, existen mejores posibilidades de reducir, postergar o inhibir:

- La carga viral en el plasma sanguíneo y el semen.

- La diseminación interna rápida del virus. El virus, aunque los tests más sensibles no lo detecten se aloja en los llamados *santuarios* a los que las drogas no pueden acceder y puede mantenerse en forma latente de modo que los fármacos no tienen efecto. Los científicos denominan a esos santuarios *reservas virales* y pueden encontrarse en algunas células del sistema inmune, en el cerebro, la médula espinal, el tracto genital y otros órganos. Desde estas *reservas virales* es de donde la infección vuelve a aparecer si se

36

detiene la medicación; por ello resulta imposible erradicar el virus del SIDA con las terapias actuales.

- La formación de cepas virales agresivas que pueden escapar a la respuesta inmunológica y a la terapia.
- El daño irreversible del sistema inmunitario, lo que lleva más tarde a las infecciones oportunistas.
- La transmisión inconsciente de virus.
- La emergencia de mutantes virales resistentes a los medicamentos. Cuanto más tardíamente se inicia el tratamiento antirretroviral, mayor es la probabilidad de inducir la selección de mutantes vírales resistentes a los medicamentos.

Todas estas evidencias ponen de manifiesto que el derecho de los posibles infectados a ocultar o desconocer su estado infeccioso solo los perjudicaría y además se estaría discriminando a los convivientes que podrían ser infectados por el VIH.

El diagnóstico tardío es uno de los problemas más graves en relación con este problema. La persona infectada con VIH suele conocer que lo está cuando comienza a enfermar de las llamadas enfermedades oportunista del SIDA.

Según un informe reciente del Ministerio de Salud de Argentina en los últimos 10 años, 26% de varones y 15% de mujeres fueron diagnosticados en período avanzado de la infección, con picos del 28% y 17%

Diagnósticos tardíos favorecen infecciones y perjudican la sobrevida del infectado.

¿El uso de condones seguridad suficiente?

Si bien el uso de condones no debe ser descartado es indispensable conocer cuál es el grado de fiabilidad, especialmente en relación con la mujer en las relaciones heterosexuales y con los *receptores* [53] en las relaciones entre varones.

El Dr. Henri Lastredet, miembro de la *Academia de Medicina de Francia*,[54] advirtió que el preservativo masculino no era mayor protección para la mujer ya que cuando un hombre se lo coloca sus manos están ya humedecidos con secreciones uretrales y bulbouretrales preeyaculatorias, que aparecen mucho antes que la erección completa permita la colocación del preservativo.

La pared externa del preservativo ya está más o menos recubierta por dichas secreciones lubricantes conteniendo el virus del VIH en proporciones variables pero idénticas a las que se encuentran en el esperma, tanto en el caso de que la persona sea seropositiva o esté enferma del SIDA. Por lo tanto un sujeto seropositivo, aún usando condón, es potencialmente capaz de infectar a su compañera seronegativa, (o compañero, el *receptor* en las relaciones entre varones), ya que en la parte externa del preservativo habrá necesariamente una cantidad más o menos importante del virus.

Al respecto se sabe que incluso una cantidad menor de virus puede ser captada por *macrófagos* que están siempre *presentes* en una herida abierta en la piel o a nivel de mucosas. El VIH se puede introducir en un macrófago, viajar a través del cuerpo y en unos años enfermar a esa mujer. El Dr. Lastredet dice que a menudo este asunto es ocultado a las mujeres que son las más perjudicadas ya que el preservativo para el VIH/SIDA cumple la misma función que los guantes que se coloca el cirujano para operar: no debe haber tocado nada que no esté esterilizado.

---

[53] En las *relaciones entre varones* se conoce como *receptor* al que juega el rol pasivo en la pareja.
[54] Lastredet H. Le SIDA, propagation el prévention. Rapports de la comisión VII de L´Académie Nationale de Médecine, avec commentaires. Editions de Paris 1996.

La razón por la que el *receptor,* en las relaciones entre varones está especialmente concernido, está claramente explicada en una información técnica del ONUSIDA[55]. En ella se dice que el coito anal entraña un riesgo particularmente elevado de transmisión del VIH para el *receptor* en las relaciones entre varones. El riesgo que conlleva para éste el contacto sexual por vía anal es varias veces mayor que el correspondiente al de la mujer que mantiene relaciones sexuales vaginales. El motivo es que el revestimiento epitelial del recto es muy fino y puede rasgarse con facilidad, incluso las lesiones más leves en el epitelio bastan para permitir la entrada del virus del VIH; incluso si no se producen desgarros, se ha sugerido la posibilidad de que la inmunidad natural al VIH de las células del revestimiento rectal sea menor que las del revestimiento de la vagina. La presencia de ITS no tratadas como la sífilis, la blenorragia y la clamidiasis, puede aumentar considerablemente el riesgo de transmisión del VIH, y las ITS localizadas en el ano y el recto a menudo cursan sin síntomas.

Además es necesario tener en cuenta que en el caso del VIH/SIDA el contagio no es solo a nivel genital, ya que el VIH puede entrar por cualquier herida en la piel o por las mucosas aún intactas. Estudios recientes han demostrado que incluso la piel sana es vulnerable a nivel genital,[56] lo cual aumenta el riesgo.

Sin duda lo más grave de las estrategias en base a evitar la discriminación es el haber creado temor en el personal médico a ser acusado de discriminar si se advierte sobre los comportamientos de riesgo, información de salud pública indispensable.

Otro problema importante de estas estrategias es, no solo no advertir a los jóvenes sobre el riesgo del coito anal, sino alentarlos a esas prácticas.

---

[55] ONUSIDA. "El SIDA y las relaciones sexuales entre varones". Ginebra, Suiza, octubre de 1997
[56] UNITED STATES: "HIV Infects Women Through Healthy Tissue - US Study" Reuters. December 16 2008: Julie Steenhuysen.

Curiosamente llama la atención que pese al interés que se trata de demostrar sobre protección de los grupos homosexuales, se desconoce el primero de los derechos del hombre que es el derecho a la vida, fundamental para el goce de los demás derechos. No se puede disfrutar de los derechos civiles, sociales, económicos, políticos etc. sin la protección de la vida. El secreto en la confidencialidad permite en la pareja que uno contagie al otro sin ninguna responsabilidad ¿Cómo se entiende la protección de la homosexualidad o los derechos de género? Solo la persona gozaría de la protección del derecho cuando estuviera infectada. Ello significa que la población sana carece de protección.

En relación con los derechos de género se comprueba igual situación de desprotección de la vida. Entre las propuestas actuales sobre costo-efectividad de los organismos especializados ONUSIDA (Programa Mundial del SIDA), la OMS y UNICEF, para los países de bajos y medianos ingresos se mencionan los servicios de planificación familiar y la interrupción del embarazo, los que cumplirían con los denominados *derechos de género*. Es extremadamente preocupante que se recomienden todos los métodos de contracepción para prevenir el VIH/SIDA sin advertir a las mujeres que las píldoras anticonceptivas y la progesterona inyectable favorecen la infección por el VIH. Científicamente De acuerdo a un estudio reciente[57] realizado en 115 trabajadoras sexuales infectadas con el virus del VIH, se encontró que aquellas que estaban utilizando en el momento de la infección píldoras contraceptivas o progesterona inyectable tuvieron un riesgo de cuatro a siete veces mayor de infectarse con múltiples cepas del virus del VIH que las que no estaban utilizando hormonas; ello permite también que la enfermedad progrese más rápidamente. Uno de los investigadores, Julia Overbaugh, piensa que las hormonas pueden producir

---

[57] Sagar M. Overbaugh J. (Fred Hutchinson Cancer Research Center in Seatle): "The Pill Linked to Aggressive HIV". Study Reported to the Ninth Conference on Retroviruses and Opportunistic Infection. (27 February 2002).

cambios en las células del tracto vaginal, incrementando además el número de células que invade el virus del VIH. En consecuencia la mujer es no solo más susceptible de infectarse por el virus del VIH sino tiene más probabilidad de transmitir el virus.

Estas evidencias confirman lo que ya se sabía sobre el importante rol que tienen las hormonas, aún las producidas por el cuerpo, en relación con los niveles del VIH. En otro estudio[58] realizado en Kenia, África, en un grupo de 17 mujeres infectadas por el VIH, encontraron que los niveles del virus variaban en el curso del ciclo menstrual, siendo más elevados cuando la mujer se acercaba a la menstruación y más bajos en el tiempo de la ovulación; estos casos de vulnerabilidad biológica de la mujer pasan desapercibidos.

El insistir en que el uso de condón permite excluir el riesgo estaría desconociendo evidencias científicas muy importantes [59] y llevando a una falsa seguridad.

Relación médico paciente en caso de infección por el VIH/SIDA

El punto central de la problemática ética en medicina es la relación médico-paciente entendida como fidelidad y subordinación del médico a los valores absolutos de la persona humana.[60] El paciente es el agente principal de la gestión de su salud que toma la iniciativa de dirigirse a otro, el profesional médico, quien por su preparación y experiencia es capaz de ayudarlo.

La relación médico-paciente para el caso del VIH/SIDA debe ser inferida de las normas generales de la atención médica:

- El médico como agente especializado debe dar las recomendaciones más seguras a su paciente y nunca puede proponerle como una

[58] Overbaugh J. Benson C. University of Colorado Health Science Center in Denver. 2002
[59] Pudney J, Oneta M, Mayer K et al. Pre-ejaculatory fluid as potential vector for sexual transmission of HIV-1. The Lancet, 1992, 340: 1470
[60] Sgreccia E. Manual de Bioética, México: Editorial Diana, 1996, páginas 196-200.

opción ciertos comportamientos que a conciencia sabe que son inadecuados o peligrosos.

- Es una cuestión de Ética Fundamental de parte del personal tratante, no solo aconsejar al paciente de manera óptima sino tener en cuenta que en el caso del VIH/SIDA hay terceros involucrados a quienes se los podría llevar a contagiarse o contagiar a otros una enfermedad mortal.

Aspectos doctrinarios del secreto médico

Genéricamente el secreto médico se apoya en principios morales y jurídicos. Los principios morales tienen su base en el Juramento Hipocrático[61]. En nuestro país el Código de Ética Médica[62] en su artículo 66 dice: *"El secreto médico es un deber que nace de la esencia misma de la profesión. El interés público, la seguridad de los enfermos, la honra de las familias, la respetabilidad del profesional y la dignidad del arte exigen el secreto".* El artículo 67 agrega: *"El secreto profesional es una obligación. Revelarlo sin justa causa, causando o pudiendo causar daños a terceros, es un delito previsto por el artículo 156 del Código Penal; no es necesario publicar el hecho para que exista revelación, basta la confidencia a una persona aislada".*

Los principios jurídicos se apoyan en el orden público, el contrato y la justa causa. El orden público y el contrato sustentan el principio del *secreto absoluto,* mientras que la justa causa constituye la base jurídica del *secreto relativo.* La justa causa puede ser de orden ético, penal y legal, y ella es la razón capital del secreto médico.[63]

---

[61] Es necesario recordar que en los planes mundiales de salud actuales se considera que el Juramento Hipocrático no es de aplicación ya que las relaciones no se entablan entre el médico y su paciente sino entre el sector de la salud y la sociedad.
[62] Confederación Médica Argentina. Código de Ética Médica, 1955.
[63] Bonnet E. Medicina Legal, López Libreros Editores, Buenos Aires, Argentina, 1980.

Excepciones al secreto médico

Si bien normalmente el médico debe de guardar secreto sobre lo que concierne a su paciente, en ciertos casos por imposición legal debe notificar ciertas enfermedades o situaciones. Entre ellas se mencionan las enfermedades infectocontagiosas, incluidas las venéreas que deben ser denunciadas ante las autoridades sanitarias por imperativos legales. Estas situaciones configuran *justa causa* para no guardar secreto profesional.[64]

Lo que está en cuestión en relación con el problema del VIH/SIDA no es la confidencialidad que siempre debe de existir, y por la cual el médico debe guardar reserva sobre todo lo que su paciente le confía. Lo que no corresponde es el secreto cuando hay terceros que pueden ser perjudicados.

Se suele decir que la mujer embarazada tiene el derecho absoluto de decidir luego de una información completa, si desea aprovechar o no estas intervenciones y cualquiera que sea la decisión de la mujer, debe aceptarse y respetarse.[65] En la mayor parte de los países de bajos ingresos[66] si la mujer decide a favor de sucedáneos de la leche materna debe ella misma pagárselos. Además en estos países las mujeres carecen incluso de la posibilidad de poder hacerse el test de detección de anticuerpos anti-VIH, por lo que no saben si están infectadas. En la mayoría de los casos tampoco disponen de medicación para reducir la carga viral en la sangre y evitar contagiar a sus hijos durante el embarazo. En cuanto a los sucedáneos de la leche materna no están disponibles y la recomendación es amamantar en todos los casos. Por ello los derechos de las mujeres parecen ser válidos si coinciden con los planes mundiales.

---

[64] Fraraccio J.A. Medicina Legal, Editorial Universidad, Buenos Aires 1997.
[65] ONUSIDA "Prevención de la transmisión materno-infantil del VIH". Ginebra, Suiza 1999. pags 6-13
[66] Actualmente los países antes llamados *en desarrollo* se los denomina *países de bajos o medianos ingresos* y los que antes se llamaban *países desarrollados* se los conoce como *países de altos ingresos*.

43

Importancia del Test de Detección del VIH

Para lograr una prevención eficaz, es de máxima importancia, poder hacer un precoz diagnóstico, para lo cual es indispensable que la mujer se haga el test de detección del VIH. No obstante, se ha puesto de manifiesto que uno de los problemas más importantes para poder hacerlo efectivo, se debe a los propios protocolos OMS/ONUSIDA sobre dicho test de detección del VIH.

En un documento del año 2005, sobre políticas para la detección del VIH, la OMS y el ONUSIDA exponen los lineamientos de lo que llaman un enfoque basado en los derechos. Curiosamente se dice que, *la voluntariedad del test debe permanecer en el corazón de todas las políticas y programas sobre el VIH/SIDA, ambos para cumplir con los principios de los derechos humanos y asegurar de manera sostenible los beneficios de la salud pública.*

La primera pregunta que surge es si cumple este protocolo con la finalidad buscada que, según se afirma, es evitar las desigualdades de género que serían las que contribuyen a la propagación del VIH/SIDA. De acuerdo a dicho protocolo el test de detección del VIH debe ser:

- Voluntario, precedido o seguido de consejos, confidencial, cubierto por el secreto profesional y cumplir con el requisito del consentimiento informado.
- Si la mujer *así lo desea* se ofrecerá a su esposo o compañero sexual la posibilidad de hacerse el test de detección del VIH.

Entre las desventajas de hacerse el test, se menciona en primer lugar el peligro para la mujer de ser abandonada por su esposo y/o sufrir ostracismo de parte de su familia y la sociedad. En la práctica se ha podido comprobar que en un elevado número de casos la mujer se niega a hacerse el test o, en el caso de saberse infectada, que sea comunicado a su compañero sexual.

Ello se puso de manifiesto en un programa realizado en Burkina Fasso - Africa[67] para reducir la transmisión vertical. Se contaba con la posibilidad de proporciona el test de detección del VIH y medicamentos antirretrovirales. Pese a ello cerca del 50% de las madres rechazaron hacerse el test de detección del VIH por los temores señalados en el cuestionario que se les dio; en consecuencia la posibilidad de que el marido pudiera conocer su estado infeccioso por el VIH fue escasa (7,7%).

Todo ello permite algunas reflexiones. En primer lugar si la mujer decide no hacerse el test de detección del VIH la primera perjudicada es ella misma ya que dicho test es imprescindible para poder hacer un diagnóstico y tratarla si corresponde. Además si está infectada y no lo sabe puede infectar o re-infectar a sus hijos y a su esposo o compañero sexual.

¿Cuál es la responsabilidad del médico que conociendo todas estas evidencias acepta hablarle a su paciente de las *desventajas de hacerse el test de detección?*

Ello pondría también en cuestión el consentimiento informado, pues para que la información sea valedera [68] *debe ser médicamente correcta y entendible para el paciente.*

Curiosamente cuando se analiza este protocolo, que supuestamente tiene por objeto proteger los derechos de las mujeres, no se menciona el caso contrario, que sea el hombre el que pueda estar infectado y negarse a que se comunique a su esposa o compañera sexual el riesgo de infección; estos son los casos que se presentan más a menudo pues la bisexualidad es una práctica muy común en nuestra sociedad.[69]

---

[67] Capítulo sobre la Prevención de la Transmisión Vertical de la Madre al Niño (PTMB) Centro Médico San Camilo de Ouagadougou. Burkina Faso, África 2005.

[68] Comité Permanent des Médecins Européens , "On Information to Patients and Patient Empowerment". Documento, CPME/AD/Brd/1109904/080/EN. Bruselas, Bélgica, 11 setiembre, 2004

[69] Ello se ha puesto de manifiesto en especial con los hombres que cumplen una condena carcelaria, los que suelen tener relaciones homosexuales en la cárcel, pero tienen además sus

Detrás de todas estas contradicciones y silencios existe una evidente manipulación que hace muchas veces difícil poder apreciar dichas incongruencias.

Además se pone en evidencia que cuando, el citado documento del 2005, hace referencia a *cumplir con los principios de los derechos humanos y asegurar de manera sostenible los beneficios de la salud pública,* los derechos humanos no son ya los derechos de todas las personas: *el principio de justicia* (darle a cada uno lo que le corresponde*), ha sido violado;* indudablemente la *salud pública* ya no previene ni trata todas las enfermedades.

Es preocupante también la interpretación que algunos autores[70] han hecho del principio de autonomía diciendo que la persona concernida por el problema del VIH/SIDA no está obligada en virtud de este principio de la bioética a someterse a la prueba de detección del VIH ni a declarar que es portador del VIH o que ha enfermado del SIDA.

La negativa al test, así como guardar secreto implica graves riesgos para los contactos sexuales y/o familiares así como para sí mismo. Esta situación también genera dudas en el caso de donación de sangre: ¿Podría el donante hacer uso del derecho al secreto o haber rechazado el test y estar infectado? ¿Puede concederse a una persona el derecho a violar los derechos de otra? Sin duda esta posibilidad es inquietante.

El moderno concepto de la bioética indica el respeto por la libertad individual del paciente y su autonomía para decidir. No obstante estos derechos no son ilimitados, como sería en el caso de una enfermedad infecto-contagiosa que ponga en peligro la salud y por ende la vida de

---

parejas mujeres e hijos. A menudo estos hombres se infectan por el VIH y debido a que se permite guardar secreto, esas mujeres y sus hijos pueden ser infectados por el VIH.
[70] Fama F. J, Pret L.E. Derechos Humanos y SIDA.WWW.medicos-municipales.org.ar/Prat 0703 htm

terceros. *El ejercicio de la autonomía del paciente, está limitada por los iguales derechos de los demás.*

Recomendaciones sobre el test de detección del VIH – CDC Atlanta EEUU[71]

No obstante considerarse importante el test de detección del VIH, el CDC de Atlanta EEUU recomienda tener en cuenta:

- ➢ Confidencialidad y consentimiento informado.
- ➢ Consejos sobre las ventajas y desventajas[72] del test de detección del VIH.
- ➢ Derecho de la mujer a rechazar el test.
- ➢ Nunca puede ser obligatorio.
- ➢ *No se puede quitar la custodia del niño ni promover acciones que tengan consecuencias negativas para la mujer.* [73]

Es interesante destacar que estas recomendaciones violatorias de la universalidad de los derechos humanos, las normas de salud pública sobre prevención de enfermedades y las legislaciones de la mayor parte de los países, coinciden con el Protocolo OMS/ONUSIDA sobre el test de detección del VIH, con el agravante que el CDC de Atlanta siempre había sido una referencia mundial en información científica; ello demuestra la amplitud mundial de estos planes.

¿Se puede realizar la prueba del VIH sin el consentimiento de la persona?[74]

---

[71] Centros de Control de Enfermedades, Atlanta, EEUU.
[72] Teniendo en cuenta que el test es indispensable para poder hacer un diagnóstico no puede hablarse de desventajas. Los problemas de convivencia que pueden surgir deberán ser solucionados sin poner en peligro vidas humanas.
[73] El derecho de la mujer a disponer de la salud y la vida de su hijo está ampliamente reconocido en estas normas mundiales.
[74] Recomendaciones de la Legislación española.

47

Son interesantes para el tema estas recomendaciones del Ministerio de Salud Español que dicen:

"La prueba diagnóstica del VIH es voluntaria, y la confidencialidad de la información tanto en el sistema sanitario público como en el privado está garantizada por la Ley de protección de datos de carácter personal."

Las pruebas de detección de VIH sí son obligatorias en los siguientes casos: *en las donaciones de sangre, plasma sanguíneo y productos hemoderivados, en los transplantes e implantación de órganos humanos y en las técnicas de reproducción asistida.*[75]

Se continúa diciendo que: *La Ley 41/2002, de 14 de noviembre, básica reguladora de la Autonomía del Paciente y de Derechos y Obligaciones en Materia de Información y Documentación Clínica, establece la emancipación sanitaria en los 16 años.*

Si le han realizado una prueba del VIH sin su consentimiento puede pedir asesoramiento a:

- *El defensor del pueblo, o a su equivalente autonómico en aquellas comunidades autónomas en las que exista esta figura.*
- *Los servicios de atención al paciente, si es en el ámbito sanitario.*
- *El Plan Nacional sobre el Sida o el correspondiente Plan autonómico de Sida.*
- *Asociaciones con asistencia jurídica para casos de discriminación.*

Este clase de recomendaciones que también se encuentran en Argentina en relación con donación de sangre son la prueba del abandono de de la *Declaración Universal de 1948* que hace referencia a los iguales derechos de todos los seres humanos. También el abandono de las normas de Salud Pública sobre prevención, permitiendo contagiar por el secreto a sus

---

contactos más cercanos familiares o sexuales. El Cambio de Paradigma Ético está claramente presente en estas recomendaciones.

Propuestas Mundiales sobre Prevención del VIH/SIDA

En la *XVII Conferencia Internacional sobre VIH/SIDA*[76] se presentó como imperativo el uso de condón en todos los casos ya que se insistió que el SIDA es peligroso si se mantienen relaciones vaginales, anales u orales sin protección. Para reducir la transmisión vertical del VIH/SIDA en los países de bajos o medianos ingresos se propuso la salud reproductiva a la que deberán tener acceso todas las mujeres en riesgo de contagiar con el VIH a sus hijos.

El *VI Encuentro Centroamericano de Personas con VIH/SIDA y VI Congreso Centroamericano de ITS/SIDA*[77]. *Juventud y VIH, (CONCASIDA)*[78] puso el acento también en la salud sexual y reproductiva afirmando que el uso de condones es la herramienta clave para disminuir las infecciones por el VIH. Se insistió que los problemas de estigma y discriminación, así como la desigualdad de género, constituyen un desafío importante. Se señaló que uno de los grupos más concernidos por el VIH/SIDA lo constituyen los hombres que tienen relaciones con otros hombres. El proporcionar todos los derechos civiles[79] a estos grupos se ve como indispensable para reducir el número de casos y evitar discriminarlos que según se afirmó es la principal causa de que la pandemia continuara creciendo.

---

[76]Realizada en la ciudad de México del 3 al 8 de agosto del 2008.
[77] ITS: Infecciones de Transmisión Sexual.
[78] Realizado en San José de Costa Rica del 1 al 5 de marzo del 2010.
[79] El matrimonio civil como derecho de las parejas homosexuales se presenta como indispensable para la prevención del VIH/SIDA y poder reducir el número de casos; por estas razones los que se oponen a estas uniones son gravemente acusados de oponerse a la prevención.

49

En segundo lugar las mujeres. La proporción de casos en mujeres se ha visto incrementada a través de los años pasando de 6,1% en 1994 al 15% en 1999, debido principalmente a la vulnerabilidad biológica de la mujer. Se presentó también como alarmante el aumento de infecciones de transmisión sexual, con un número creciente de casos de sífilis congénita. En relación con adolescentes se señaló como muy preocupante el aumento del coito anal para evitar embarazos; un dato interesante hace referencia al aumento de casos de cánceres en el ano.

Lactancia Materna y VIH/SIDA: antecedentes del problema

Entre [80] 1983 y 1993, hubo importantes avances en el reconocimiento, diagnóstico y tratamiento del síndrome del VIH/SIDA en los niños lo que permitió identificar los riesgos de transmisión del VIH entre los que figura la lactancia materna. No obstante esas evidencias la OMS y la UNICEF continuaron implementando su campaña de lactancia materna exclusiva sin tener demasiado en cuenta el problema.

Dicha campaña se vio facilitada por la decisión de la *Asociación Internacional de Fabricantes de Alimentos Infantiles* de poner término en1992 al suministro gratuito de sucedáneos de la leche materna en salas y hospitales de maternidad. Esa medida posibilitó la aplicación del *Código Internacional de Comercialización de Sucedáneos de la Leche Materna* a través de la estrategia conocida como *"Hospitales Amigos de los Niños"*. Ello se estructuró en base a la *"Declaración de Innocenti"*, de agosto de 1990 y la de *Ankara* al año siguiente bajo el patrocinio de la *Asociación Internacional de Pediatría*.

---

[80] Amman A, J. Human Immunodeficiency Virus Infection /AIDS In Children: The Next Decade. Pediatrics. 1994; 93 (6): 930-935

Se menciona no obstante estas decisiones, la necesidad de recoger información sobre la leche materna, el virus del VIH y las posibles ventajas de la lactancia materna pese al VIH/SIDA.

En las Asambleas Mundiales de la Salud de principios de los años 90, los países del África Subsahariana repetidamente señalaron los peligros de la lactancia materna en el caso de una infección por el VIH e insistieron en que la OMS diera recomendaciones seguras para hacer frente al problema: en aquellos momentos las mujeres que necesitaban sucedáneos de la leche materna no eran muchas.

El Director Regional de la OMS para el África, en una de las reuniones de la Asamblea Mundial de la Salud de esa época, señaló como preocupante que los países y agencias donantes estaban *abandonando* el África en el peor momento.

Algunos delegados como la *Directora del Programa del SIDA de Brasil* Dra. Lair G. de M. Rodrigues se unieron al pedido de los países africanos (Brasil siempre dio sucedáneos de la leche materna a las mujeres positivas al VIH). No obstante la OMS y la UNICEF no introdujeron modificaciones y continuaron con su campaña de lactancia materna exclusiva.

Tampoco ayuda el trabajo en los países pobres de algunas ONG como La Liga Internacional "La Leche" [81] que en su página Web dice por ejemplo que: "*Debido a su conocimiento incompleto sobre el peligro de la lactancia materna en el caso del VIH se insta a los padres y al personal de salud a que consideren las ventajas de la leche materna contra los riesgos comprobados de los sucedáneos de la leche materna*". No deja de sorprender que se esté aconsejando esta política del África Subsahariana en países como Argentina que producen sucedáneos de la leche materna de excelente calidad.

---

[81] La Leche League International. Breastfeeding and HIV (Lactancia y VIH). Informe para la prensa. 4 de julio de 2001. En: http://www.lalecheleague.org/Lang/vih.html Última fecha de modificación: 20 de diciembre de 2004.

Normas de prevención del VIH para países de altos ingresos

La meta principal de los programas de prevención del VIH/SIDA de los *países de altos ingresos* es evitar nuevos contagios, sensibilizando a la población sobre los comportamientos de riesgo y alentando a los grupos más concernidos a que se hagan el test de detección del VIH, lo que permitirá el diagnóstico y tratamiento si corresponde; ello significa también una ayuda a la prevención del VIH/SIDA ya que la persona tratada es menos contagiosa. La lactancia materna en caso de una infección por el VIH está fuertemente desaconsejada.

Un estudio realizado en Nueva York, EEUU[82] concluye que debido al peligro de transmisión del VIH por la lactancia materna a un niño no infectado, la mujer seropositiva no debe amamantar. Igualmente la mujer seronegativa que continúe manteniendo comportamientos de alto riesgo debe ser informada del riesgo potencial de transmitir el virus del VIH por la lactancia a su hijo si ella se llegara a infectar, por lo tanto no debe amamantar.

Hepatitis B y Lactancia Materna

Los expertos en hepatitis afirman[83] *que la lactancia materna puede ser un medio adicional de contagio del virus de la hepatitis de la madre al niño pues se han encontrado pequeñas cantidades del virus de la hepatitis B en la leche materna. Si bien la gravedad de la infección por esta vía es menor que la causada por la exposición del niño a la sangre y líquidos corporales de la madre, se advierte que en el caso de ciertas patologías de la*

---

[82] Mendes H. *Ambulatory care of HIV-seropositive infants and children.* The Journal of Pediatrics, 1991, 119: S14-S17
[83] Global Programme for Vaccines and Immunization , Divisions of Child Heath and Development, and Reproductive Health . Hepatitis B and Breastfeeding . WHO Division of Child Heath and Development, November 22, 1996,

mama que produzcan grietas o lesiones con exudados (mastitis infecciosa), la lactancia materna puede ser peligrosa para el niño por lo tanto es desaconsejada.

Peligro en caso de mastitis infecciosa

Una mastitis se reconoce por la aparición de una zona roja y sensible en la mama lo cual es señal que la glándula mamaria está drenándose mal. Generalmente la mastitis se caracteriza por síntomas semejantes a la gripe y la madre puede presentar fiebre.

Un estudio realizado en Malawi, África[84] (reñido con la ética en investigación para sujetos humanos), demostró que la mujer seropositiva que amamanta infecta a su hijo antes del quinto mes de lactancia y que la mastitis infecciosa favorece el paso del virus del VIH a la leche. Un estudio reciente encontró una mayor concentración de VIH en la leche de madres con mastitis sub-clínica y una mayor tasa de transmisión en los hijos lactantes de esas madres.

En los países de altos ingresos existen recomendaciones precisas para evitar las infecciones transmitidas por mastitis. Aunque la madre sea negativa al VIH la recomendación es no amamantar de la mama enferma. Luego de ser tratada se deben hacer dos análisis de la leche para tener la certeza que ya es estéril, recién después de ese segundo análisis se autoriza a la mujer a amamantar de las mamas concernidas.

Normas de prevención del VIH para países de bajos ingresos.

Luego de la Declaración Consensual OMS/UNICEF de 1992 sobre lactancia materna y VIH/SIDA, la OMS publicó un manual[85], en el que

[84] Miotti PG et al. *HIV transmission through breastfeeding: a study in Malawi.* JAMA, 1999, 282 (8): 781-783.
[85] WHO -UNICEF. Department of Child and Adolescent Health and Development, Management of the child with serious infection or severe malnutrition, Geneva, 2000.

incluye recomendaciones sobre lactancia materna. En el capítulo *Transmisión del VIH y lactancia materna* se dice:

- Si se conoce que el niño es seropositivo y está siendo amamantado se debe alentar a la madre a continuar haciéndolo.

- Si se conoce o se sospecha que la madre es seropositiva y la condición del niño es desconocida, se debe informar a la madre acerca de los beneficios de la lactancia materna y los riesgos de transmitir el virus del VIH por la leche materna. La decisión deberá tener en cuenta:

- La duración de la lactancia

- La condición clínica del niño

- Si los sucedáneos de la leche materna están disponibles y si pueden ser preparados de manera segura

- Impacto sobre la salud de la madre[86]

Los niños nacidos de madre infectada por el VIH que lograron evitar la infección perinatal pueden continuar sin problemas de infectarse con VIH siempre que no sean amamantados por su madre. Sin embargo el riesgo de muerte por otras causas puede aumentar en los lugares donde no hay acceso a sucedáneos de la leche materna que sean nutricionalmente adecuados y preparados de manera segura.

En la Sesión Especial SIDA de las Naciones Unidas[87] en Nueva York, 25-27 de junio del 2001, la OMS presentó un documento que hace referencia a una consulta técnica de octubre del 2000 sobre lactancia materna y VIH/SIDA en la que se recomendó lo siguiente:

---

[86] Hace referencia a los beneficios de espaciar los nacimientos. La lactancia materna exclusiva durante 24 horas sin ningún agregado ni tan siquiera agua, permite utilizarla como método de control de nacimientos.

[87] Pérez de Pio M. I Delegada de SIDA Información Suiza. Informe sobre la Sesión Especial de la Asamblea General de Naciones Unidas sobre VIH/SIDA. Nueva York, 25 – 27 de Junio del 2001.

a) En el caso de mujeres que se conoce que no están infectadas o cuyo estado infeccioso es desconocido, la lactancia materna exclusiva durante 6 meses debe ser protegida, promovida y ayudada.

b) Si las madres están infectadas la recomendación es de no utilizar la lactancia materna siempre que los sucedáneos de la leche sean *aceptables, abordables, sostenibles y seguros;* si no es el caso la lactancia materna es recomendada durante el primer año de vida.

c) Para reducir el riesgo de infección por el VIH, la lactancia materna puede ser tempranamente suspendida[88] pero teniendo en cuenta las circunstancias locales, la situación individual de la mujer y el riesgo de los sucedáneos de la leche en esos países. También debe ser considerado el peligro de otras infecciones y la desnutrición.[89]

d) La mujer infectada debe tener acceso a información, atención clínica, Planificación Familiar y ayuda nutricional.

Sin duda estas diferencias en recomendaciones para los países según sean de altos ingreso o bajo o medianos ingresos son significativas del cambio de Paradigma Ético.

Implicancias de estos cambios a nivel de Argentina

Según un informe llevado por Argentina para la Sesión Especial SIDA de la Asamblea General de Naciones Unidas, Nueva York, 25-27 de junio del

---

[88] El VIH se halla presente en la leche materna en forma de partículas libres y dentro del genoma de las células infectadas (macrófagos. células epiteliales). El calostro y la leche de transición tiene una alta concentración de macrófagos por lo cual el riesgo es mayor en los primeros meses.

[89] Si la madre sufre de severa desnutrición el valor nutricional de la leche está muy disminuido y la alimentación exclusiva con la leche materna puede ser la base de la desnutrición del niño. Es urgente que las recomendaciones de los organismos internacionales especializados sean acordes con lo que la ciencia recomienda y acorde con las recomendaciones que se dan en los países desarrollados.

2001[90] en Argentina los casos de transmisión vertical representan el 6,6% del total de casos notificados, uno de los índices más altos de América Latina, solo superado por Jamaica (7,8%). Las cifras más bajas corresponden a Bolivia (3.6%), Uruguay (3,2%), Paraguay (3,2) Brasil (2,7%) Chile (1.4%) Méjico (0,9%) y *Cuba (0,5%)*.

Sobre el problema de la transmisión vertical en Argentina, en el año 2005 el Ministerio de Salud Pública informó que la transmisión vertical había descendido un poco (5,5%), aunque sigue siendo muy alta.

El *10°Simposio Científico Internacional de SIDA 2010* organizado por la Fundación Huésped, tuvo lugar en el mes de septiembre en la ciudad de Buenos Aires. En dicho Simposio el Dr. Pedro Cahn, Presidente de la mencionada Fundación, sostuvo que para tratar la epidemia del VIH/SIDA son *insuficientes* las soluciones basadas solo en los avances científicos, reclamando garantizar los derechos humanos, la inclusión de la sociedad en el diseño de soluciones y el acceso universal a la detección y tratamiento.

Este evento contó con la presencia de especialistas tanto nacionales como extranjeros. Entre ellos es interesante mencionar lo expuesto por la Dra. Alexandra Compagnucci, Coordinadora del Estudio Pediátrico de la Red Europea para el Tratamiento del SIDA (PENTA). La Dra. Compagmucci dijo que: *disminuir la transmisión materno-fetal del virus del VIH es uno de los pilares de las lucha contra el SIDA, y* que actualmente la transmisión vertical puede ser virtualmente eliminada, pero en países como Argentina sigue siendo elevada; el índice debería ubicarse en 1%. Según la citada profesional el problema está en el acceso de la mujer embarazada al sistema de salud; es inaceptable que ella llegue al centro de salud sólo en el momento del parto.

---

[90] LUSIDA, Proyecto de Control del SIDA y ETS. HIV/AIDS in Argentina, Status of the Epidemic 1982 – 2000, Mother to Child Transmission, Buenos Aires, Ministerio de Salud de la Nación y LUSIDA, 2001

El Dr Pedro Cahn dijo que en Argentina el 6% del total de número de casos de SIDA notificados son por transmisión vertical, es decir de niños que nacen de mujeres que dan a luz estando infectadas por el VIH y pasan el virus a sus hijos. Cada caso de transmisión vertical es el resultado de un insuficiente cuidado de la salud materna.

Para prevenir la transmisión madre-hijo del virus del VIH durante el embarazo, el parto y el puerperio es necesario que la mujer tome la medicación antirretroviral durante el embarazo y que, luego del parto *se evite el amamantamiento*. Para ello son fundamentales los controles prenatales que pueden ayudar a diagnosticar la infección por el VIH durante la gestación.

Interesante también lo dicho por el Profesor Julio Montaner, Jefe de la *División de SIDA de la Facultad de Medicina de la Universidad British Columbia, Canadá*. El Dr. Montaner sostuvo que *cada nacimiento de un niño infectado es una falta de la sociedad*. En relación con la Hepatitis C precisó que es una de las mayores causas de muerte en pacientes con VIH, y que un tercio de los pacientes están coinfectados con Hepatitis C.

Según una estimación del Ministerio de Salud de agosto de este año 2014 la transmisión vertical en Argentina continúa siendo muy alta:

- Niños estudiados: 6846
- Niños infectados: 329
- Tasa de TV de VIH: 4,8%

Un estudio científico [91] encontró que la proporción de madres seropositivas que amamantan en Argentina permanece estable, a pesar que los médicos no recomiendan que una mujer seropositiva amamante y es posible proporcionar sucedáneos de la leche materna de muy buena calidad a la

[91] Cevallos A, Pando MLA, Liberatore D, Biglione M, Coll Cardenas P, Martinez M et al. Efficacy of strategies to reduce mother-to-child HIV-1 transmission in Argentina, 1993-2000. Journal of Acquired Immune Deficiency Syndrome. 2002;31:348-55.

mujer. No obstante se advierte que existe un limitado acceso a información a las mujeres lo que agrava el problema de la lactancia materna en el caso de una infección por el VIH.

Debido a que ciertos hospitales están en el proceso de conseguir la calificación de *Hospitales amigos de los niños*, estrategia OMS/UNICEF tendiente a fomentar la lactancia materna exclusiva, se cuidan de no revelar los aspectos adversos de la lactancia materna. De ahí que a nivel de salas de espera de clínicas u hospitales suelen existir numerosos carteles sobre la importancia de la lactancia materna, lo que no está mal, pero es raro encontrar alguno que advierta de su peligro en ciertos casos.

Un estudio científico [92] encontró que la proporción de madres seropositivas que amamantan en Argentina permanece estable, a pesar que los médicos no recomiendan que una mujer seropositiva amamante y es posible proporcionar sucedáneos de la leche materna de muy buena calidad a la mujer. No obstante se advierte que existe un limitado acceso a información a las mujeres lo que agrava el problema de la lactancia materna en el caso de una infección por el VIH.

Tampoco ayuda el trabajo en los países pobres de algunas ONG como La Liga Internacional "La Leche" [93] que en su página Web dice por ejemplo que: "*Debido a su conocimiento incompleto sobre el peligro de la lactancia materna en el caso del VIH se insta a los padres y al personal de salud a que consideren las ventajas de la leche materna contra los riesgos comprobados de los sucedáneos de la leche materna*". No deja de sorprender que se esté aconsejando esta política del África Subsahariana en

---

[92] Cevallos A, Pando MLA, Liberatore D, Biglione M, Coll Cardenas P, Martinez M et al. Efficacy of strategies to reduce mother-to-child HIV-1 transmission in Argentina, 1993-2000. Journal of Acquired Immune Deficiency Syndrome. 2002;31:348-55.
[93] La Leche League International. Breastfeeding and HIV (Lactancia y VIH). Informe para la prensa. 4 de julio de 2001. En: http://www.lalecheleague.org/Lang/vih.html Última fecha de modificación: 20 de diciembre de 2004.

países como Argentina que producen sucedáneos de la leche materna de excelente calidad.

También es sorprendente comprobar que en las recomendaciones de la Liga "La Leche" [94] se alienta a la mujer que sufre de mastitis infecciosa a que sea el bebé el que extraiga la leche del seno enfermo y mucho más sorprendente aún que sea la propia OMS la que avala dicha recomendación.[95]

Sociedades científicas argentinas sobre lactancia materna y SIDA

En una comunicación personal dirigida a la Sociedad Argentina de Infectología[96] ella dice claramente que: Cualquiera sea el esquema de tratamiento que se utilice la lactancia materna está contraindicada ya que contribuye con un porcentaje importante a la transmisión vertical del VIH. Ninguna intervención médica ha demostrado prevenir la transmisión a través de la leche materna excepto su sustitución. Por lo tanto deberá asegurarse la alimentación necesaria a todo recién nacido de madre VIH positiva.

Por su parte la Sociedad Argentina de Pediatría[97] dice que se debe asesorar sobre el riesgo de la lactancia materna ya que es una de las principales causas de transmisión vertical posnatal tardía. La transmisión asociada a la lactancia en mujeres viviendo con el VIH es de aproximadamente del 14%. Este porcentaje puede elevarse hasta un 29% en el caso de mujeres que

---

[94] Liga « La Leche » Preguntas comunes sobre mastitis (senos irritados) (FAQ on Mastitis, Sore Breasts) Pag. Web del Departamento de Relaciones Públicas, Liga Internacional de la Leche para La liga internacional de la Leche.

[95] WHO Department of Child and Adolescent Health and Development – Primary Child Care II, A Manual for health workers, (Draft for Review) Chapter 4 – Good Nutrition.

[96] Comunicación personal del 24 de febrero del 2006, de la Comisión de SIDA de la Sociedad Argentina de Infectología sobre lactancia materna y VIH/SIDA

[97] Comunicación personal del 15 de marzo del 2006, de la Dra. Miriam Bruno de la Sociedad Argentina de Pediatría sobre recomendaciones científicas en relación con lactancia materna y VIH/SIDA.

adquieran la infección aguda en el momento de la lactancia. Se agrega que, el VIH se haya presente en la leche materna en forma de partículas libres y dentro de las células infectadas (macrófagos y células epiteliales). El calostro y la leche de transición tienen una alta concentración de macrófagos por lo cual el riesgo de transmisión es mayor en los primeros meses.[98]

En una comunicación personal dirigida a la Sociedad Argentina de Infectología[99] y la de Pediatría[100] se puede comprobar que ambas dan las recomendaciones más seguras para evitar el contagio del VIH de una madre seropositivas a su hijo por la leche materna. En cambio guardaron silencio con respecto a las recomendaciones erróneas de la ONG Liga "La Leche" y la propia OMS. Como a nivel de la población la información que se da a las madres viene principalmente de esta ONG, va a ser difícil poder reducir la transmisión vertical en nuestro país.

Otro de los problemas que afectan la vida de la mujer y de sus hijos son las estrategias sobre lactancia materna aún en caso de una infección por el VIH/SIDA. Se insiste en dicha política aún en el caso de países que pueden proporcionar sucedáneos de la leche de excelente calidad. Estas políticas son justificadas por la importancia de la lactancia materna exclusiva que es utilizada como método de contracepción natural. Curiosamente en el Congreso CONCASIDA 2010 pediatras y especialistas en infectología de Costa Rica dijeron que en su país se recomendaba evitar la lactancia materna en caso de una infección por el VIH/SIDA y que el país tenía sucedáneos de la leche materna de muy buena calidad. Ante la sorpresa de

---

[98] Las recomendaciones OMS/UNICEF de interrumpir tempranamente la lactancia en el caso de una infección por el VIH/SIDA no considera el riesgo del calostro y la leche de transición que es el de los primeros meses.
[99] Comunicación personal del 24 de febrero del 2006., de la Comisión de SIDA de la Sociedad Argentina de Infectología sobre lactancia materna y VIH/SIDA
[100] Comunicación personal del 15 de marzo del 2006, de la Dra, Miriam Bruno de la Sociedad Argentina de Pediatría sobre recomendaciones científicas en relación don lactancia materna y VIH/SIDA.

muchos de los asistentes a esa conferencia, un representante de la Oficina Sanitaria Panamericana, OPS, se manifestó contrario a esa política diciendo que siempre se debía respetar la voluntad de la madre si quería amamantar, como por ejemplo por razones culturales; en ese caso dijo que era prudente dar tratamiento antirretroviral. Los profesionales de Costa Rica le contestaron que evitar la lactancia materna en esos casos no solo era más seguro sino menos costoso que dar tratamiento antirretroviral[101] y lactancia materna.

Aparte del peligro para los niños de ser infectados a través de la lactancia materna existe un riesgo importante para la mujer. Científicamente[102] se ha podido comprobar que la madre seropositiva que amamanta muere prematuramente, así como su hijo. Ello sugiere que la lactancia en estas condiciones es perjudicial tanto para la madre como para el niño.

Se ha encontrado una asociación del aumento de la mortalidad materna probablemente debido al desgaste físico y nutricional de las madres con un sistema inmunológico deprimido. Se observó además una pérdida de peso durante el puerperio en las madres que amamantaban. En este sentido la lactancia artificial o fórmula brindaría un 28% de protección frente al VIH, presentando ventajas tanto para la madre como para el niño, ya que las madres que alimentan a sus hijos con lactancia artificial *tienen dos años más de sobrevida* que las que alimentan con lactancia materna.[103]

A través de todas estas evidencias es posible comprobar que el primero de los derechos que es el derecho a la vida no es tenido en cuenta ni en relación con los grupos homosexuales ni con las mujeres y sus hijos.

---

[101] Se insistió sobre la necesidad de que el tratamiento a la madre sea precoz ya que existen evidencias científicas que demuestran que de ser tardío ella contagia aunque el virus sea indetectable en la sangre,.
[102] Nduati R, Richardson B, John G et al. "Effect of breastfeeding on mortality among HIV-1 infected women: a randomised trial. The Lancet, 2001, 357: 1651-1655, May 26),
[103] Cortés VF, Pérez J, Ferrer L et al. Lactancia materna y VIH/SIDA. Revista Chilena de Nutrición, 2006, 33, Supl. 2: 334-341.

Todo ello pone en cuestión el valor actual de las conferencias internacionales así como las estrategias de los organismos especializados. Sin duda para la reducción de la transmisión vertical es de gran importancia solucionar el problema del VIH/SIDA y la alimentación del lactante pues cerca del 30% de los casos de transmisión vertical se deben a la lactancia materna; problema especialmente grave en los países pobres. Para comprender mejor el tema es necesario considerar que rol desempeñaron las estrategias mundiales de salud implementadas ya desde1992 a nivel de los países pobres.

Marco Jurídico Regulador para VIH/SIDA – Ley 23798

La implementación de un nuevo paradigma ético está llevando a la reinterpretación de todas las legislaciones tanto a nivel internacional como de los países. En primer lugar es interesante considerar que la Ley Nacional 23.798 sobre VIH/SIDA de nuestro país puede ser calificada como excelente ya que es respetuosa de los derechos humanos, la salud pública, la ciencia y la ética médica. En cambio el Decreto Reglamentario 1244 de la Ley sobre VIH/SIDA presenta graves irregularidades.

La Ley Nacional Argentina 23.798[104], publicada en el Boletín Oficial en el mes de septiembre de 1990 trata el problema del VIH/SIDA.

- *Artículo 1: Declarase de interés nacional la lucha contra el síndrome de inmunodeficiencia adquirida, entendiéndose por tal a la detección e investigación de sus agentes causales, el diagnóstico y tratamiento de la enfermedad, su prevención, asistencia y rehabilitación, incluyendo sus patologías derivadas, como así*

---

[104] Ley Nacional 23.798 para la lucha contra el síndrome de inmunodeficiencia adquirida, SIDA, publicada en el Boletín Oficial en el mes de septiembre de 1990.

también las medidas tendientes a evitar su propagación, en primer lugar la educación de la población.

- *Artículo 4 inciso "f": El Poder Ejecutivo arbitrará medidas para llevar a conocimiento de la población las características del SIDA, las posibles causas o medios de transmisión y contagio, las medidas aconsejables de prevención y los tratamientos adecuados para su curación, evitando la difusión inescrupulosa de noticias interesadas.*

- *Artículo 6: Los profesionales que asistan a personas integrantes de grupos de riesgo de adquirir el síndrome de inmunodeficiencia están obligados a prescribir las pruebas diagnósticas adecuadas para la detección directa o indirecta de la infección.*

- *Artículo 8: Los profesionales que detecten el virus del VIH o posean presunción fundada que un individuo es portador, deberán informarle sobre el carácter infecto-contagioso del mismo, los medios y formas de transmitirlo y su derecho a recibir asistencia adecuada.*

- *Artículo 13: Los actos u omisiones que impliquen trasgresión a las normas de profilaxis de esta ley y las reglamentaciones que se dicten en consecuencia, serán consideradas faltas administrativas, sin perjuicio de cualquier otra responsabilidad civil o penal en que pudieran incurrir los infractores.*

*El Decreto Reglamentario 1244 **del mes de julio de 1991**[105] **introduce contradicciones en puntos fundamentales de la Ley.***

- *Artículo 1: Se aprueba la reglamentación de la Ley 23.798 que declaró de interés nacional la lucha contra el Síndrome de Inmunodeficiencia Adquirida (SIDA) que como Anexo I forma parte integrante del presente decreto.*

---

[105] Decreto Reglamentario 1244 del Poder Ejecutivo del mes de julio de 1991 por el que se aprueba la reglamentación de la ley 23.798 que declaró de interés nacional la Lucha contra el Síndrome de Inmunodeficiencia Adquirida (SIDA).

- *Artículo 2 incisos a) y b):* *Para la aplicación de la presente Ley y de la presente reglamentación deberán respetarse las disposiciones de la Convención Americana sobre Derechos Humanos, llamada Pacto de San José de Costa Rica.*

- *Inciso c:* *Los profesionales médicos, así como toda persona que por su ocupación tome conocimiento de que una persona se encuentra afectada por el virus del VIH, o se halla enferma del SIDA, tienen prohibido revelar dicha información y no pueden ser obligados a suministrarla salvo en las siguientes circunstancias:*

1) A la persona infectada o enferma o a su representante legal.

2) A otro profesional médico cuando sea necesario para su cuidado.

3) A los Entes del *Sistema Nacional de Sangre.*

4) Al Director de instituciones hospitalarias en relación con los pacientes.

5) A los jueces en virtud de auto judicial dictado por Juez en causas criminales o de asuntos de familia.

6) A los establecimientos de adopción en virtud de la Ley N° 19.134.

7) *Bajo la responsabilidad del médico a quien o quienes deban tener esa información para evitar un mal mayor.*

Inconstitucionalidad del Decreto Reglamentario 1244

Hasta este momento el Decreto Reglamentario 1244 es claro en cuanto a considerar que el VIH/SIDA es una enfermedad infecto-contagiosa que involucra a terceros y que es necesario tomar todas las precauciones para evitar su contagio, pero en el artículo 6 se contradice al prescribir:

"El profesional tratante determinará las medidas de diagnóstico a que deberá someterse el paciente, previo consentimiento de éste, le asegurará la confidencialidad[106] y, previa confirmación de los resultados, lo asesorará debidamente".

Existe en este Decreto una evidente incoherencia entre lo dicho en el artículo 2 y el artículo 6.

El artículo 2 trata correctamente el problema del VIH/SIDA como una enfermedad infecto-contagiosa que involucra a terceros.

En cambio en el artículo 6 se argumenta como si el VIH/SIDA fuese una enfermedad de e*status privado* en la que el paciente discrecionalmente pudiera decidir, haciendo uso del derecho de autonomía.

Ello no sería aceptable ya que, en el caso del VIH/SIDA, el derecho del paciente a decidir no puede ir más allá del derecho de terceros involucrados y en peligro de contagio; como serían por ejemplo, los contactos sexuales y familiares del paciente.

Es interesante comprobar que este artículo 6, además de ser inconstitucional ya que modificó la Ley[107], estaría violando la propia Convención Americana sobre Derechos Humanos, Pacto de San José de Costa Rica que dice: *"Toda persona tiene derecho a que se respete su vida"* y *"Los derechos de cada persona están limitados por los derechos de los demás, por la seguridad de todos y por las justas exigencias del bien común, en una sociedad democrática".*

---

[106] En realidad se hace referencia a la confidencialidad asociada al secreto al hacer necesario el consentimiento.

[107] El capítulo tercero de la Constitución Nacional sobre Atribuciones del Poder Ejecutivo, artículo 99, inciso 2, dice: "Expide las instrucciones y reglamentos que sean necesarios para la ejecución de las leyes de la Nación, cuidando de no alterar su espíritu con excepciones reglamentarias".

Con respecto al derecho del paciente a la privacidad es necesario recordar que nuestra Constitución en el artículo 19 consagra el principio de *reserva* y protege la esfera de *privacidad* de la persona, *en la medida que no afecte la moral pública ni los derechos de terceros.*

Queda claro que en el caso de una infección por el VIH/SIDA los derechos del paciente están limitados ya que dicha enfermedad afecta los derechos de terceros.

Dilemas Jurídicos y Éticos en Norma SIDA en Perinatología

Una situación semejante se repite en relación con la *Norma SIDA en Perinatología*[108], que dice:

Considerando que la transmisión vertical (madre-hijo), es el modo dominante de adquisición de la infección por el VIH en los niños, desde la madre infectada al feto vía transplacentaria al recién nacido durante el parto o al lactante por la leche materna, es necesario:

- *Ofrecer información y formular recomendaciones.*
- *Proporcionar atención perinatal en base a conocimientos científicos y avances tecnológicos actualizados.*

Por lo tanto se recomienda ofrecer *serología universal y voluntaria para el VIH* como parte del control prenatal de rutina para todas las embarazadas en la primera consulta prenatal y a las puérperas que no controlaron su embarazo, previo al alta.

La *Norma SIDA en Perinatología,*[109] que propone serología universal y *voluntaria* a las embarazadas estaría permitiendo a la mujer embarazada disponer de la vida de su hijo en gestación o luego de nacido por la

---

[108] Norma SIDA en Perinatología. Bs. As., 24/9/97. Aprobada por resolución 105/97. Vistas la Ley Nacional de SIDA N° 23.798, su Decreto Reglamentario N° 1244/91 y el Decreto N° 1269/92.
[109] Ministerio de Salud Pública, Argentina, Norma de SIDA en Perinatología, Resolución 105/97, Buenos Aires, 24 de septiembre, 1997.

lactancia materna en el caso de negarse a hacerse el test de detección del VIH y fuese seropositiva. ¿Cuál sería la responsabilidad de la mujer y del médico en el caso que el niño se infecte? Sin duda ello configuraría homicidio culposo agravado por el vínculo en el caso de la madre; no obstante es necesario tener en cuenta que muchas veces la mujer desconoce este peligro, como así también que puede morir prematuramente.

Sin duda existe responsabilidad del personal de salud al proponer el test *voluntario* conociendo todas estas evidencias. Ciertamente es éticamente inaceptable hablar de *desventajas de hacerse el test* sin advertir los principales riesgos, especialmente para la vida. De acuerdo a la legislación actual muy posiblemente podrían incluso ser acusados de instigadores [110] y partícipes criminales[111] con sus recomendaciones en el caso que la infección se produzca.

Justificar el secreto en la confidencialidad y el protocolo OMS/ONUSIDA sobre la voluntariedad del test de detección del VIH, propuestas mundialmente sostenidas, hacen al personal de salud gravemente responsable de sus consecuencias. La situación es la misma para los gobiernos, los legisladores, las ONG y demás organizaciones internacionales que se ocupan de la salud mundial y proponen estas estrategias faltando a la verdad u ocultando información.

Cambios propuestos en el Marco Jurídico Regulador para el VIH/SIDA

---

[110] Instigación consiste en inducir directamente a una persona a la realización de un delito. En el caso que el hecho se produzca la pena sería más grave pues estarían prestando una cooperación para cometer el hecho.

[111] Participación criminal en un sentido técnico jurídico, haría referencia a quienes contribuyen culpablemente a la producción del delito sin ser punibles como autores.

En la *XV Conferencia Internacional de SIDA de Méjico*,[112] se puso de manifiesto que en estos momentos se sigue avanzando en la modificación definitiva del *Marco Jurídico Regulador del VIH/SIDA*. El nuevo marco jurídico propuesto tiene por objeto evitar que las personas infectadas por el VIH o enfermas del SIDA puedan ser acusadas criminalmente, lo que implica lograr su inimputabilidad. El permitirles guardar silencio sobre su estado infeccioso puede llevar a infectarse o re-infectarse a sus contactos sexuales y/o familiares, sin ninguna responsabilidad. Para su aceptación se propone una *alianza estratégica*, que tiene por finalidad evitar el estigma y la discriminación.

Sin duda uno de los puntos más preocupantes en relación con la vigencia del Orden Jurídico, sin el cual no se concibe la vida social, lo constituye la propuesta de cambios del *Marco Jurídico Regulador* para el VIH/SIDA. Temas como la confidencialidad *asociada al secreto*[113] y la *voluntariedad del test de detección del VIH* no se suelen mencionar, pese a ser fundamentales para una prevención eficaz del VIH/SIDA.[114].

Jurídicamente no cabe duda de la responsabilidad civil y penal del seropositivo que sabe que está infectado por el VIH y guarda secreto. Ello le permite transmitir el VIH a sus contactos sexuales y/o familiares lo que configura causar intencionalmente lesiones corporales gravísimas. También la negativa a realizarse el test de detección del VIH implica una responsabilidad muy grave, pues puede llevar a infectarse o re-infectarse de una enfermedad sin cura, a sus contactos sexuales y/o familiares.

---

[112] Tuvo lugar en la ciudad de México del 3 al 8 de agosto del 2008.

[113] Lo que está en cuestión no es la confidencialidad, que siempre debe existir sino el secreto, tratándose el VIH/SIDA de una enfermedad infecto-contagiosa de transmisión sexual en el 80% de los casos.

[114] La que suscribe presentó dos temas relacionados con estos problemas a los organizadores de la XV Conferencia Internacional de SIDA realizada en la ciudad de Méjico. Uno de ellos titulado: *Problemas por voluntariedad del test de detección del VIH*. El otro; *Políticas sobre lactancia materna y VIH/SIDA en Argentina*, este último en base a una investigación en el terreno. Dicho tema fue publicado en un CD-ROM con el título: "Policies on maternal breastfeeding and VIH/AIDS in Argentina", Abstract number: CDC0757.

Especialmente preocupante es el caso de la mujer embarazada, que de ser positiva al VIH, puede con su negativa, infectar o re infectar de una enfermedad mortal, a su hijo en gestación o luego de nacido por lactancia materna; este delito sin duda estaría agravado por el vínculo.

Problemas legislativos debido a estas recomendaciones

Haciendo referencia a la parte pertinente de nuestra legislación, podemos comprobar que actualmente estas recomendaciones mundiales están violando normas importantes de nuestro Código Civil y Penal que dejan desprotegidos en muchos casos a la población sana.

Convención de los Derechos del Niño

El preámbulo de esta Convención dice que: *El niño por su falta de madurez física y mental, necesita protección y cuidados especiales, incluso la debida protección legal, tanto antes como después del nacimiento.*

En su art. 6 dice: *Los estados partes reconocen que todo niño tiene derecho intrínseco a la vida.*

El Código Penal Argentino - Libro segundo: De los delitos - Capítulo 2: Lesiones

El Art. 89, menciona que *se impondrá prisión de un mes a un año al que causare a otro, en el cuerpo o en la salud, un daño que no esté previsto en otra disposición de este Código.*

El Artículo 91, hace referencia a lesiones gravísimas, precisando que corresponderá pena de reclusión o prisión, de tres a diez años, *si la lesión produjese una enfermedad mental o corporal incurable.*

El artículo 92, agrava la pena, si concurriere alguna de las circunstancias enumeradas en el artículo 80[115]; la pena para el caso del artículo 91, será de de tres a quince años.

Capítulo 4: Delitos contra la Salud Pública. El artículo 202 hace referencia a que: *será reprimido con reclusión o prisión de tres a quince años, el que propagara una enfermedad peligrosa y contagiosa para las personas.*

También se desconoce la *Ley 12 331 sobre Profilaxis antivenérea y examen prenuncial* obligatorio que, sería de aplicación en el caso del VIH/SIDA. Interesante también comprobar una serie de contradicciones en el Código de Ética para el Equipo de Salud: [116]

Capítulo 2: De los Derechos Humanos, artículo 21: El respeto de los derechos individuales llega hasta donde los actos de las personas comienzan a lesionar el bien común, púes es éste el fin mismo de la ética social que nos habla de la convivencia de los seres humanos.

Capítulo 32, Del Cuidado del Paciente con SIDA, artículo 528: Las medidas que se propongan deben serlo bajo severos criterios éticos legales para evitar la propagación de la enfermedad, como criterio superior de la salud pública. El artículo 529 hace notar que la confidencialidad se presenta compleja cuando esté en peligro la vida de terneros. Se considera ético que en estas condiciones los miembros del equipo de salud actúen a través del criterio del mal menor.

El artículo 532 menciona como éticamente de primera prioridad las *pruebas voluntarias de detección del VIH/SIDA.*

---

[115] El art. 80 menciona en el punto 1 el caso de ascendiente, descendiente o cónyuge sabiendo que lo son; muchos de los contagios por el VIH, enfermedad venérea, se producen entre los cónyuges.
[116] Asociación Médica Argentina, con la colaboración de la *Sociedad de Ética en Medicina (AMA). Código de Ética Para el Equipo de Salud, 2001 – Siglo XXI – Año 1*

Es evidente que existe contradicción entre lo dicho en los artículos 21 y el 528 y lo expresado en el artículo 532 que menciona como éticamente de primera prioridad las pruebas *voluntarias* de control. Como hemos visto, la *voluntariedad del test de detección del VIH no es aceptable en el caso del VIH/SIDA* ya que estaría violando el respeto de los derechos individuales, lesionando el bien común y favoreciendo la propagación de la enfermedad; el respeto de todas ellas es calificado por el mismo código como criterio superior de salud pública.

Indudablemente es urgente que estos temas sean tratados, tanto por sanitaristas, médicos especialistas en VIH/SIDA, como por abogados y legisladores a los fines de corregir las irregularidades y confusiones que se han ido introduciendo y que nos están llevando a una verdadera anarquía ética, jurídica, y científica mundial.

Todas estas incongruencias generan interrogantes sobre ¿Cuál es la razón por la qué el VIH/SIDA, enfermedad infecto-contagiosa de transmisión sexual en un número elevado de casos, haya sido dejada de lado en estas reglamentaciones que han protegido de manera efectiva la salud de las personas?

Pese a todas estas evidencias los organismos especializados OMS/UNICEF/ONUSIDA, no solo han ignorado los principios de salud pública y las recomendaciones de la ciencia sobre prevención del VIH/SIDA, sino que se está en el proceso de modificación de las leyes penales. Como hemos visto sin duda los más perjudicados por estas medidas son los *receptores* en las relaciones entre varones y las mujeres en las relaciones heterosexuales; riesgo agravado en los casos de prostitución de travestis y meretrices. En estos momentos se evita cuidadosamente hablar de comportamientos de riesgo, bajo el argumento que llevan a discriminar a los grupos que practican esta sexualidad. Ello perjudica enormemente la prevención ya que el aumento de los comportamientos de riesgo, constituyen una de las causas más importante de que la pandemia siga creciendo. También como hemos visto el coito anal es sin duda uno de los comportamientos de alto riesgo, pese a ello no se advierte sobre estos peligros. Todo ello deja en claro que el futuro de la humanidad está seriamente amenazado.

No cabe duda que las leyes para evitar la discriminación deben existir para reglar los problemas que surjan en una sociedad en relación con derechos y obligaciones entre los cónyuges, derechos de admisión a los empleos, seguros de salud u otros problemas de convivencia. No obstante esas leyes no pueden significar un obstáculo a la tarea del médico u oponerse a la aplicación de las normas de salud pública o de los principios de la epidemiología para proteger a toda la población.

Retos actuales de la Medicina

En el ámbito de la salud existe actualmente una verdadera confusión, ya que si bien la terminología sigue siendo la misma su significación es totalmente diferente. Los derechos humanos ya no son los derechos de todas las personas[117], la salud pública ya no previene ni cura todas las enfermedades, los principios en epidemiología sobre enfermedades infecciosas y venéreas han sido modificados así como las legislaciones que protegen la salud y la vida de las personas. El abandono del Juramento Hipocrático y la puesta en aplicación de sistemas selectivos de salud en base a un criterio costo-beneficio, hacen imposible la enseñanza de la medicina de acuerdo a los principios tradicionales de la ética y deontología profesional.

---

[117] Particularmente preocupante es la reinterpretación de la Declaración Universal sobre Derechos Humanos de 1948 ya que como el preámbulo dice: fue el desconocimiento o menosprecio de los Derechos Humanos el que permitió que se cometieran actos aberrantes como los del nazismo.

En un interesante libro[118], uno de sus autores el Dr. Alcides A. Greca[119], presenta un complicado panorama para la salud, no solo por los gastos que significa una tecnología cada vez más costosa, sino por la difícil situación de los países con una disminución en términos absolutos de los presupuestos para salud. El tema presenta dilemas éticos, deontológicos y políticos.

Otro de los autores, el Dr. José Ceriani Cernadas,[120] haciendo referencia a los cambios en el ejercicio de la medicina, destaca el progresivo mercantilismo que la fue invadiendo. Todo ello ha llevado a la pérdida de la autonomía médica y según Mario Bunge, filósofo argentino, la salud es algo demasiado importante para dejarla en manos de empresas cuyo fin es el lucro. Es cierto que los costos de la salud deben ser disminuidos pero para ello es necesario poder contar con profesionales de moral integra, bien formados ya que está demostrado que esos profesionales son los que menos estudios inútiles solicitan.

Conclusión

Sin duda este cambio de paradigma ha terminado por desnaturalizar:

La medicina, ya que la medicina gerencial puesta en aplicación por el *Nuevo Paradigma de la Salud,* se reduce a decidir que individuos pueden tener acceso a servicios de salud y quiénes no. En consecuencia el aumento de la mortalidad no sería negativo. La prevención de las enfermedades es muchas veces desestimada y el doble estándar de normas sanitarias aplicado por el nuevo paradigma permite manipular los conocimientos de la Ciencia y dar recomendaciones erróneas. **La Salud Pública,** la que ya no tiene por finalidad prevenir y curar las

---

[118] Jaim Etcheverry Guillermo et al. ¿Por qué ser médico hoy? Puente entre la formación y la práctica médica. Bueno Aires: Libros del Zorzal,2009.
[119] Director de la Carrera de Especialización en Clínica Médica de la Universidad de Rosario, Argentina.
[120] Médico de la Universidad del Salvador de Argentina y miembro del Consejo Académico de la Escuela de Medicina del Hospital Italiano de Buenos Aires.

enfermedades sino atender las necesidades sanitarias de las personas útiles al sistema y siempre de acuerdo a un criterio costo-beneficio.

La Economía, admitiendo una economía que no está al servicio de la vida y la salud de las personas sino que éstas sirven al sistema. *El derecho.* Mediante la reinterpretación de importantes convenciones internacionales y de las legislaciones de los países. Es extremadamente alarmante la reinterpretación de *La Declaración Universal de los Derechos del Hombre de 1948.*

La Ética, Recordando lo dicho en el Preámbulo de la *Declaración Universal* sobre las causas que permitieron los crímenes del nazismo, debemos estar atentos a todos estos cambios. A semejanza de lo que ocurrió con el nazismo, cuando el Estado o las organizaciones mundiales asumen el poder político de tomar decisiones sobre la vida y la muerte de las personas, los comités de ética que ellos reúnen no tienen muchas garantías. La Bioética y lo que concierne a la eutanasia, han sido explícitas categorías del nazismo. El nazismo [121] fue una ética de la vida y tenía su propio concepto de lo que era una vida digna, asumiendo implacablemente la necesidad de poner fin a las vidas indignas. El argumento de la calidad de vida que permitió al nazismo la destrucción de vidas que no eran dignas de ser vividas está siendo nuevamente utilizado. Todo ello nos recuerda la Higiene racial del régimen nazi. En estos momentos mundialmente se está poniendo en aplicación la eutanasia, incluso para niños, y la ayuda al suicidio. Lo que se considera muerte digna presenta también dudas en relación con la ética médica actual.

En consecuencia si bien el problema del medio-ambiente existe y la escasez de recursos es real, pero para su solución es necesario adoptar medidas racionales que respeten la vida y la salud de todos los seres humanos.

---

[121] Pérez de Pio María Isabel. *La globalización de la Salud y la Ética del Nazismo.* Publicación de la *Academia Nacional de Ciencias Morales y Políticas. Anales* -Tomo XXXIX – 2012 - Parte II Institutos.

Indudablemente la enseñanza de la medicina actualmente se encuentra en una encrucijada entre lo que se debería hacer y las exigencias de las políticas actuales de salud. Es imprescindible aclarar qué principios de bioética van a ser aplicados y cuál es la significación actual de dichos principios. Para poder reducir los costos de la salud, que es uno de los problemas más graves en estos momentos, es urgente también poner en aplicación las normas de salud pública sobre prevención de las enfermedades, como está demostrado en relación con el VIH/SIDA. Además el Estado no debe abandonar su rol como dispensador de salud y educación pues importantes grupos de población carecen de la posibilidad de ser atendidos por esos problemas.

Por último y mencionando lo dicho por el Dr. Pedro Kahn[122] en el prólogo del libro: ¿Por qué ser médico hoy?: *Hay buenas razones para ser médico sobre todo si nos preocupa el ser humano y la sociedad que lo rodea, y estamos dispuestos a no ser cómplices por omisión frente al sufrimiento y la injusticia.*

BIBLIOGRAFIA

Abraham T, Badiou A, Rorty R. Batallas Éticas. Buenos Aires: Ediciones Nueva Visión, 1995.

Amery C. "Auschwitz, ¿Comienza el siglo XXI? Hitler como precursor. Munich, Alemania: Luchterhand, Literaturverlag, 1998.

Andreopulos G. Ed. Genocide: Conceptual and Historical Dimensions. Philadelphia: University of Pennsylvania Press, 1994.

Bernadac C. "Les Médecins Maudits". Paris, Francia: Éditions Michel Lafon, 1996.

---

[122] Jefe de Infectología, "Hospital Juan A. Fernández. Presidente de la Fundación Huésped. Ex Presidente de International AIDS Society.

Binding K. Hoche A. Permitting the Destruction of Unworthy Life. Issues in Law and Medicine, vol. 2, N°. 8, 1992. Box 1586, Terra Haute, Indiana (EEUU) 47808- 1586.

Black Edwin. IBM y el Holocausto. Buenos Aires, Editorial Atlántida, 2001.

Cornwell J. "Hitler's Scientists – Science - War and the Devil's Pact". Londres, Inglaterra: Penguin Books, 2003.

Consejo Pontificio para la Familia. "Lexicón". Madrid, España: Ediciones Palabra, 2004. Nuevo Paradigma de Salud: pags. 845-853.

Lifton, Robert Jay. The nazi doctors – Medical Killing and the Psychology of Genocide. New York: Basic Books (Harper Collins), 1986.

Nakajima, Hiroshi. WHO Director-General Warns of "Time Bomb" in Global Health inequities, 95 Session of WHO Executive Board, Press Release WHO/3, 16 January 1995.

OMS/UNICEF. Declaración Consensual con motivo de la Consultación OMS/UNICEF, sobre la trasmisión del HIV y Lactancia Materna. WHO/GPA/92.1. (1992).

OMS. L'étique et la santé au niveau mondial. Conseil Exécutif, EB96/INF. DOC/20, 23 janvier 1996.

OMS. L'étique et la santé au niveau mondial. Conseil Exécutif, EB95/INF. DOC/20, 23 janvier 1996.

OMS/UNICEF. Global Strategy : Breastfeeding critical for Child Surviva

Peréz de Pio María I. *Nuevo Paradigma de la Salud de la OMS.* Instituto de Ética Biomédica de la Pontificia Universidad Argentina « Santa María de los Buenos Aires ». Buenos Aires, Argentina, 1998.

Pérez de Pio María I. *El concepto de prevención del VIH y el problema de la confidencialidad absoluta.* VI Jornadas Argentinas y Latinoamericanas de Bioética. Publicación de la Asociación Argentina de Bioética, Instituto de Bioética y Humanidades Médicas, Fundación Dr. José María Mainetti, La Plata, diciembre 2000.

Pérez de Pio María I. *Nuevo paradigma de la Salud de la OMS - Un Nuevo Enfoque de la Salud*, Seminario realizado por "SIDA Information Suisse", Zurich, Suiza, 6 de noviembre del 2001.

Pérez de Pio María I. *Nuevo Paradigma de la Salud de la OMS - Un Nuevo Enfoque de la Salud*, Congreso Internacional de Ética, Sirnach, Suiza. 25 de julio del 2002.

Pérez de Pio María I. *Ecosistema Versus Medicina*, XIII Congreso "Mut zur Ethik", para países de lengua alemana, Feldkirch, Austria, 4 de septiembre del 2005. publicado en: *Mut zur Ethik, Grundlagen legen für eine humane Zukunft.* XIV. Kongress vom 1. Bis 3.September 2006 in Feldkirch/Vorarlberg (Austria).

Pérez de Pio María I. *"Dilemas Éticos, Jurídicos y Científicos en la Pandemia del VIH/SIDA"* CIES Congreso Internacional de Educación Superior. Universidad del Salvador, Buenos Aires, 27, 28 y 29 de septiembre 2010.

Pérez de Pio María I. *"La enseñanza de la Bioética en la Globalización de la Salud"*. VIII Congreso Latinoamericano y del Caribe de Bioética". Viña del Mar, Chile, 23, 24 y 25 de junio, 2011.

Pérez de Pio María I. *"Secreto Médico y SIDA – Un Problema Ético Legal"*. III Jornadas de Derecho de la Salud - Homenaje al Dr Ramón Carrillo". Buenos Aires, Argentina, 14 y 15 de noviembre del 2011. El *"Centro de Estudios y Participación Ciudadana "(CEPC)* convino con la Biblioteca del Congreso de la Nación la publicación de una obra que recoja la totalidad de las intervenciones.

Sen Amartya. Inequality Reexamined. Oxford, Oxford University Press, 1992.

WHO/UNICEF. Primary Health Care, Alma-Ata, 1978.

WHO. The Magazine of World Health Organization – October 1988.

WHO Towards a Paradigm for Health (discussion paper). DGO, 19,June 1991.

WHO. A Paradigm for Health. A Framework for New Public Health Action. Executive Board, A44/DIV/4, 1991.

WHO. Statements of Dr. Hiroshi Nakajima Director-General to the executive Board and the World Health Assembly. A 45/DIV/4, 1992.

WHO/FRH/NUT 98.2. A review of HIV transmission through breastfeeding.

WHO/FRH/NUT 98.3. Report of WHO Informal Consultation on Health and Human Rights, WHO/HPD98.1.

World Bank. Investing in Health, World Development Report 1993, Oxford UniversityPress, 1993.

World Bank . Progress in Reproductive Health Research, UNDP/UNFPA/WHO/World Bank Special 1994.

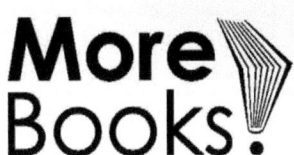
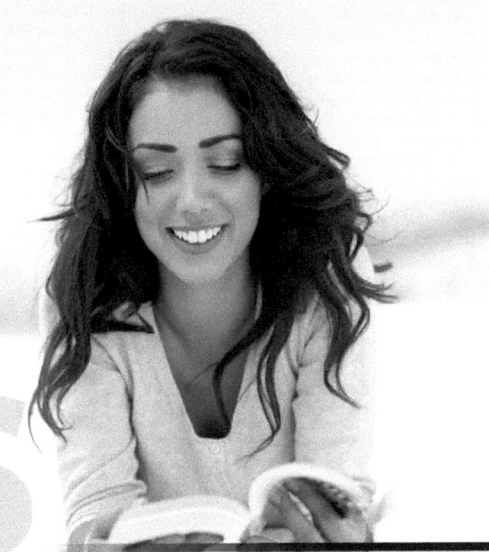
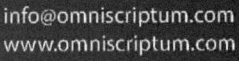
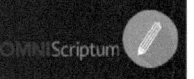

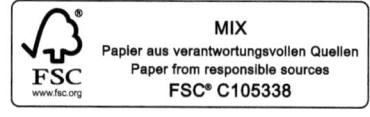